Ergometrie in der Praxis

Unter Berücksichtigung betriebsärztlicher Untersuchungen

Herausgegeben von
H. Löllgen, Freiburg
J. Schulte, Essen

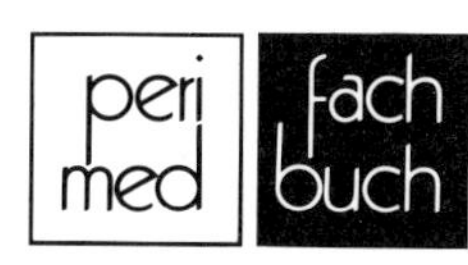

perimed Fachbuch-Verlagsgesellschaft mbH
D-8520 Erlangen

Anschrift der Verfasser:

Prof. Dr. H. Löllgen
Med. Universitätsklinik
Hugstetter Straße 55

7800 Freiburg/Br.

Dr. med. J. Schulte
Ruhrkohle AG
Rüttenscheider Straße 1

4300 Essen 1

CIP-Kurztitelaufnahme der Deutschen Bibliothek

Ergometrie in der Praxis:
unter Berücksichtigung betriebsärztlicher
Untersuchungen
hrsg. von H. Löllgen und J. Schulte. –
Erlangen: perimed-Fachbuch-Verlagsgesellschaft, 1983.

ISBN 3-88429-105-X

NE: Löllgen, Herbert [Hrsg.]

ISBN: 3-88429-105-X

Satz und Druck: Mayr, Miesbach

Inhaltsverzeichnis

Einführung und Zielsetzung

Die Beurteilung der körperlichen Leistungsfähigkeit mittels Ergometrie gilt seit vielen Jahren als bewährtes und zuverlässiges Untersuchungsverfahren.

In Klinik, Arbeitsphysiologie und Sportmedizin spielt die ergometrische Untersuchung eine wichtige Rolle; in der Praxis kommt ihr zunehmende Bedeutung zu, insbesondere auch in der betriebsärztlichen Praxis. Leider erschweren eine Vielfalt von Meinungen und Methoden die wünschenswerte Standardisierung. Unzulängliche Methoden konkurrieren mit aufwendigen Verfahren. Im allgemeinen ist weder eine Vergleichbarkeit noch die Möglichkeit einer einheitlichen Dokumentation gegeben.

Aufgabe der Ergometrie in der praktischen Arbeitsmedizin ist es, die körperliche Leistungsfähigkeit zu beurteilen, die Eignung des Probanden für bestimmte Tätigkeiten zu prüfen, Gesundheitsstörungen bzw. Krankheiten, ggf. auch die Auswirkungen schädlicher Substanzen am Arbeitsplatz frühzeitig zu erkennen.

Die Ergometrie in der arbeitsmedizinischen Praxis kann methodisch weder die Ergometrie der Kardiologie oder Sportmedizin, noch die der wissenschaftlichen Arbeitsphysiologie sein.

Ergometrische Zielsetzungen und Erfahrungen dieser Bereiche können hier einfließen, entscheidend für die wünschenswerte und zum Teil auch schon geforderte Funktionsdiagnostik mittels Ergometrie ist aber die Entwicklung einer Methode, welche speziell auf betriebsärztliche Fragestellungen ausgerichtet ist und in einem vernünftigen Aufwand – Nutzen – Verhältnis steht.

Anzustreben ist die Vergleichbarkeit mit den Ergebnissen anderer Untersuchungsstellen, sowie eine möglichst einfache Dokumentation. Aus der Vielzahl der vertretenen Methoden sollte daher eine Kompromißformel als Standard gefunden werden, welche dem Betriebsarzt und vor allem auch seinen Mitarbeitern die Arbeit erleichtert.

Dieser Leitfaden, vor allem für den betriebsärztlichen Alltag gedacht, soll daher auch zur Diskussion über ein einheitliches Vorgehen bei der Ergometrie in der praktischen Arbeitsmedizin beitragen.

Im ersten Teil werden Grundlagen und gesicherte wissenschaftliche Erkenntnisse aus dem Bereich der Ergometrie, insbesondere auch im Zusammenhang mit Klinik, Arbeitsphysiologie und Sportmedizin erläutert.

Der zweite Teil befaßt sich mit der Ergometrie für die betriebsärztliche Praxis und behandelt die hier wichtigen Gesichtspunkte, speziell Probleme des Alltagsbetriebs sowie Fragen, die sich bei Fortbildungsveranstaltungen ergeben haben.

Ein Anhang soll mit zahlreichen Tabellen die im Text dargestellten Fragestellungen und Daten zusätzlich erläutern bzw. vervollständigen.

1 Allgemeine Grundlagen der Ergometrie

Definitionen und Fragestellungen in der Ergometrie

Definitionen

Unter **Ergometrie** versteht man die quantitative Erfassung und Beurteilung der körperlichen Leistungsfähigkeit eines Menschen. Die **Leistungsfähigkeit** eines Menschen besteht darin, eine statische oder dynamische Muskelarbeit von gegebener Intensität und Zeitdauer erbringen zu können.

Die körperliche **Leistungsfähigkeit** wird bestimmt durch
- Energieumsatz
- die neuromuskuläre Funktion
- psychologische Faktoren.

Der **Energieumsatz** beinhaltet alle Funktionen, die am Sauerstofftransport von der Außenluft über Lunge, Herz und Gefäße bis hin zur arbeitenden Muskulatur beteiligt sind. Dazu gehört auch die Umsetzung chemisch gebundener Energie in Arbeit.

Neuromuskuläre Faktoren sind Koordination, Muskelfaserzusammensetzung, Bewegungsablauf und Muskelkraft.
Im Rahmen der **psychologischen Faktoren** spielen Leistungsempfinden, Leistungsbereitschaft und Motivation eine Rolle.

Die heute bekannten Untersuchungsmethoden ermöglichen es, die Teilkomponenten der Leistungsfähigkeit näher zu analysieren. Vor allem der Energieumsatz läßt sich durch Lungenfunktionsprüfung, Herz-Kreislaufanalyse und Muskelstoffwechseluntersuchungen in Ruhe und während körperlicher Arbeit sehr eingehend erfassen.

Neben dem Begriff der Leistungsfähigkeit spielen in der Arbeitsphysiologie die Begriffe **Belastung** (Streß) und **Beanspruchung** (Strain) eine Rolle.

Unter **Belastung** versteht man alle äußeren Einwirkungen, welche zu einer Reaktion im menschlichen Organismus führen. Die Reaktion selbst wird als **Beanspruchung** bezeichnet und ist individuell sehr variabel. In der Ergometrie stellen die physikalisch vorgegebenen Leistungen die Belastung, die physiologischen Veränderungen von Herz, Lunge und Kreislauf die Beanspruchung dar.

Fragestellungen in der Ergometrie

Die Fragestellungen in der Ergometrie sind je nach Fachgebiet sehr different. Indikationen zum Belastungstest sind (Tab. 1):
- Krankheitsdiagnose
- Prognosebeurteilung
- Therapiekontrolle.

Bei der ergometrischen Untersuchung zur Krankheitsdiagnose geht man davon aus, daß mit der Ergometrie vor allem solche Krankheiten erfaßt werden, welche unter Ruhebedingungen noch keine Symtome machen, oder bei denen in Ruhe keine krankheitstypischen Veränderungen vorliegen.

Beispiele für diese Indikation sind die latente arterielle Hypertension oder die latente koronare Herzerkrankung. Diese letztere Diagnose ist im Rahmen der ergometrischen Diagno-

Funktionsbeurteilung:	Leistungsfähigkeit
Fragestellung:	wie gesund? Wie leistungsgemindert? Wie krank? trainiert? Trainingsmangel?
Krankheitsdiagnose:	Kreislaufregulation Hyperkinetisches Syndrom Koronare Herzkrankheit Herzinsuffizienz Arterieller Hochdruck Cor pulmonale Belastungs-Asthma Störung des pulmonalen Gasaustausches
Therapiekontrolle:	Erfolg einer medikamentösen Behandlung, einer physikalischen Maßnahme (u. a. Training) einer operativen Maßnahme (z. B. Bypass-Op.).
Prognosebeurteilung:	Abschätzung des Verlaufs der Leistungsminderung oder der Krankheit Abschätzung des Eintretens einer Erkrankung

Tab. 1 Indikationen zur ergometrischen Untersuchung.

stik von besonderer Bedeutung, da durch das Belastungselektrokardiogramm in einem hohen Prozentsatz eine konorare Mangeldurchblutung erfaßt werden kann.

Darüberhinaus erlaubt der Befund im Belastungs-EKG auch prognostische Aussagen aufgrund des Ausmaßes und der Art der Veränderungen. Zunehmende Bedeutung erlangt die Ergometrie für die Diagnose der latenten arteriellen Hypertension.

Bei der ergometrischen Untersuchung zur Funktionsbeurteilung soll festgestellt werden, **ob** jemand gesund ist, **und wie gesund** er ist. Ist die Gesundheit gestört, soll das Ausmaß der Funktionsstörung erfaßt werden. Darüberhinaus soll der körperliche Trainingszustand beurteilt und ggfs. das Ausmaß der Funktionsverbesserung nach Training nachgewiesen werden.

Für eine solche Funktionsdiagnose benötigt man zur zuverlässigen Beurteilung mehrere Meßgrößen während Ruhe und körperlicher Belastung.

Im Rahmen der **Therapiekontrolle** sollen verschiedenste Behandlungsmaßnahmen auf Wirkung und Erfolg hin überprüft werden. Hierzu gehören medikamentöse, physikalische und chirurgische Behandlungen. Vor allem bei Patienten mit chronischen Lungenerkrankungen ist eine solche Therapiekontrolle oft entscheidend für die Wiederaufnahme der Arbeit oder die Beurteilung der Eignung für einen Arbeitsplatz.

Grundlagen der Ergometrie

Physikalische Grundlagen

Die Ergometrie beruht auf den in Tabelle 2 näher beschriebenen physikalischen Größen
- Kraft (engl. force),
- Arbeit (work) und
- Leistung (power).

Daneben spielt der Wirkungsgrad (η) eine Rolle. Hierunter versteht man das Verhältnis von äußerer Arbeit zur aufgewendeten Energie. Durch Messung des Gasstoffwechsels läßt sich der Wirkungsgrad bestimmen, er ist ein Maß für die Effektivität der Ergometerarbeit.

Biologische Grundlagen

Während die physikalischen Größen in der Ergometrie vorgegeben sind und exakt eingestellt werden können, ist die Berücksichtigung biologischer Einflußgrößen schwieriger.

Unter den biologischen Einflußgrößen unterscheidet man solche 1. und 2. Ordnung (Tab. 3). Die ersteren umfassen Alter und anthropometrische Daten, die letzteren methodisch bedingte Umstände und Parameter.

Alter

Bekanntermaßen nehmen die Leistungsfähigkeit und zahlreiche biologische Funktionen mit zunehmenden Alter ab. Dazu gehören die für die Leistungsmessung bedeutsamen Funktionsgrößen wie
- maximale Sauerstoffaufnahme
- maximale Herzfrequenz während Belastung
- maximales Herzminutenvolumen
- maximaler Blutlaktatwert
- maximale Diffusionskapazität.

Unverändert bleibt mit zunehmendem Alter die Herzfrequenz bei submaximaler Belastung.

Basiseinheiten		Dimension	Abkürzung
Länge		Meter	m
Masse		Kilogramm	kg
Zeit		Sekunde	s
Kraft	Masse × Beschleunigung ($kg \times m \times s^{-2}$)	Newton	N
Arbeit	Kraft × Weg ($kg \times m^2 \times s^{-2}$)	Joule	J
Leistung	Arbeit/Zeit ($kg \times m^2 \times s^{-3}$)	Watt* (*1 Watt	W = 0.102 $kpms^{-1}$)

Tab. 2 **Physikalische Grundlagen der Ergometrie.**

1. **Alter und anthropometrische Daten**
   Alter
   Größe
   Gewicht
   (Körperoberfläche)
2. **Umgebungsbedingungen**
   Luftdruck
   Luftfeuchte
   Tageszeit
   Raumtemperatur
3. **Methodische Bedingungen**
   Körperposition
   Ergometer: Schwungmasse, Pedallänge, -höhe, Sattelhöhe, Umdrehungszahl
   Belastungsart: (Fahrradergometer, Kletterstufe, Laufband)
4. **Individuelle Einflußgrößen**
   Trainingszustand
   Nahrungsaufnahme
   Nikotin- und Alkoholgebrauch
   Psychische Faktoren
   Übung, Übungsmangel

Tab. 3 Einflußgrößen in der Ergometrie

Eine Zunahme im Alter wird für den arteriellen Blutdruck in Ruhe und während Belastung beobachtet.

Größe und Gewicht

Beide Größen beeinflussen die Leistungsfähigkeit. Mit zunehmender Körpergröße nimmt die Leistungsfähigkeit zu, ebenso mit ansteigendem Gewicht. Diese Zunahme wird aber nur im Bereich des Sollgewichts beobachtet. Bei deutlichem Übergewicht nimmt die Leistungsfähigkeit wieder ab.
Häufig werden in der Ergometrie Meßwerte auf das Körpergewicht oder auf die Körpergröße bezogen, mitunter auch auf die Körperoberfläche. Dies ist für die Ergometerarbeit im Liegen oder Sitzen nicht so bedeutungsvoll wie beispielsweise bei der Kletterstufe oder beim Laufband.
Ein Bezug der Meßgrößen auf Körpergewicht oder Größe ist in der Fahrradergometrie daher nicht unbedingt erforderlich.
Wenn man aber wegen besserer Vergleichsmöglichkeiten Meßwerte durch Bezug auf eine dieser Größen relativitieren will, so empfiehlt sich der Bezug auf das Gewicht (oder die Körperoberfläche). Bei einem Körpergewicht von über 90 kg ist ein solcher Bezug aber nicht mehr sinnvoll.

Zuverlässiger wird eine gewichtsbezogene Leistung nicht, wenn man sie auf das fettfreie Körpergewicht bezieht.

Geschlecht

Geschlechtsspezifische Unterschiede für Muskelkraft und Leistungsfähigkeit sind allgemein bekannt. Diese Unterschiede beruhen auf anthropometrischen Größen wie Gewicht und Körpergröße. Bezieht man Funktionsgrößen auf das fettfreie Körpergewicht, so ist beispielsweise die Leistungsfähigkeit bei Frauen und Männern annähernd gleich. Die in den Tabellen aufgeführten Referenzwerte berücksichtigen weitgehend diese geschlechtsspezifischen Unterschiede.

Umgebungsbedingungen

Luftdruck

Der Umgebungsdruck spielt eine Rolle bei Belastungen in unterschiedlicher Höhe. Bedingt durch den Abfall des Sauerstoffpartialdruckes mit zunehmender Höhe nimmt die Leistungfähigkeit ab etwa 1500 bis 2000 m ab. Für die Ergometrie bedeutsam ist, daß einige Meßgrößen, so vor allem die Blutgase, jeweils auf die aktuelle Höhe und den aktuellen Luftdruck bezogen werden müssen.

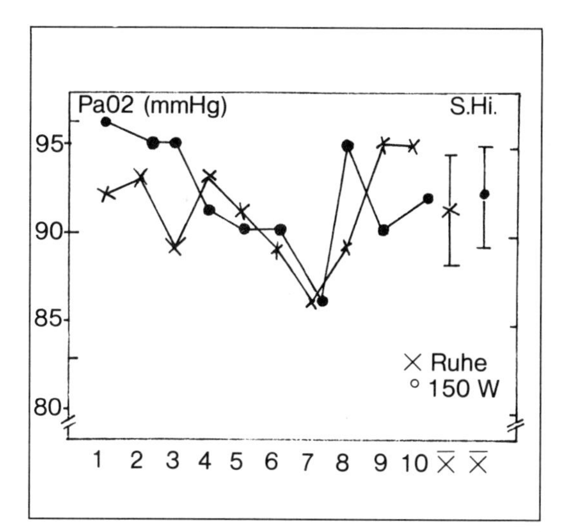

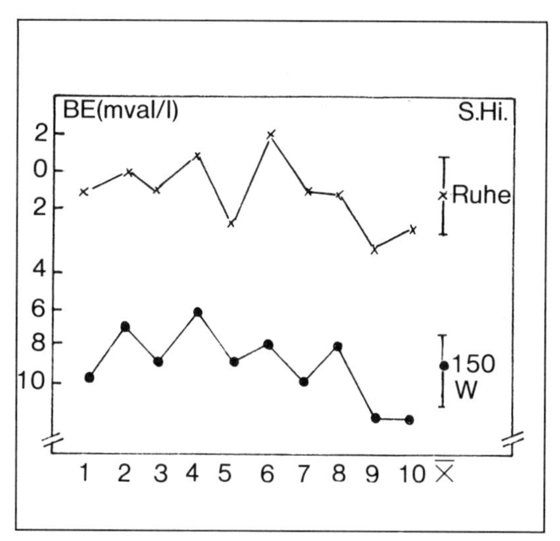

Abb. 1 Beispiele für die intraindividuellen Schwankungen ergometrischer Meßgrößen (PaO_2 und Basenexcess). Messungen bei einer Person über 9 Monate und an 10 Meßtagen. Rechts in den Abbildungen der individuelle Mittelwert mit der Standardabweichung in Ruhe und während Belastung.

Temperatur und Luftfeuchte

Temperaturanstiege und relative Luftfeuchte führen im Ergometrielabor wie in der freien Luft zu verschiedenartigen Beeinflussungen von Ruhe- und Belastungsfunktionsgrößen. Änderungen sind bekannt für die Herzfrequenz, das Herzminutenvolumen und das Atemminutenvolumen. Aufgrund dieses Verhaltens sind Standardisierungsrichtlinien festgelegt worden. Die Raumtemperatur soll zwischen 18 und 22 Grad liegen, die Luftfeuchte nicht über 60%. Nicht immer ist es möglich, diese optimalen Bedingungen einzuhalten. Wichtiger ist es dann, die jeweiligen Bedingungen im Versuchsprotokoll festzuhalten. Entsprechende Meßgeräte gehören zum obligaten Bestandteil ergometrischer Labors.

Rhythmische Schwankungen der Leistungsfähigkeit

Tageszeitliche Schwankungen der Leistungsfähigkeit sind aufgrund verschiedener Untersuchungen bekannt (*Graf*, 1961; *Voigt*, 1968). Aber auch längerfristige individuelle Schwankungen sind bei der Interpretation des Belastungsversuches zu beachten (Abb. 1). Bei wiederholten Messungen über einen Zeitraum eines Jahres zeigen verschiedene Funktionsgrößen unterschiedlich ausgeprägte Schwankungen. Diese individuelle Variation eignet sich zudem, individuelle Normwerte zu erstellen. Diese lassen im Einzelfall sehr viel zuverlässiger frühzeitige Abweichungen zum Pathologischen hin erkennen (*v. Nieding*, 1977; *Löllgen*, 1981).

Methodisch bedingte Einflußgrößen

Die Körperposition

Bedingt durch die Blutumverteilung im Liegen ändern sich eine Reihe biologischer Größen in Abhängigkeit von der Körperlage. In der Regel sind im Liegen die Herzfrequenz, die Sauerstoffaufnahme und der arterielle Blutdruck niedriger, das Schlag- und Herzminutenvolumen eher höher. Bei Patienten mit koronarer Herzerkrankung sind im Liegen der pulmonale Kapillardruck und der

Einfluß der Körperposition auf hämodynamische Parameter bei Belastung	
Bei **Gesunden** sind im Sitzen	
kleiner:	Pulmonaler Verschlußdruck (PCW) Herzminutenvolumen Herzfrequenz
größer:	arteriovenöse Differenz für Sauerstoff maximale Sauerstoffaufnahme arterieller Blutdruck
als im Liegen.	
Einfluß der Körperposition auf hämodynamische Parameter bei Belastung	
Bei **Patienten** mit **koronarer Herzkrankheit** sind im Sitzen	
kleiner:	Pulmonaler Verschlußdruck (PCW) linksventrik. enddiast. Druck
größer:	Herzfrequenz arterieller Blutdruck Herzminutenvolumen
als im Liegen.	

Tab. 4 Einfluß der Körperposition auf Meßgrößen bei Ergometerbelastung.

enddiastolische Druck im linken Ventrikel höher als im Sitzen (Tab. 4).

Apparative Einflußgrößen: Ergometer

Die technischen Daten des Ergometers beeinflussen ebenfalls die Untersuchungsergebnisse. Hierzu gehören die Schwungmasse, die Sattelhöhe des Ergometers, die Pedallänge und die Umdrehungszahl. Zahlreiche biologische Größen zeigen eine Abhängigkeit von der Tretgeschwindigkeit, wobei die Parameter des Energieumsatzes minimale Werte zwischen 40 und 60 Umdrehungen pro Minute aufweisen, im Bereich des Leistungsempfinden hingegen günstige Drehzahl um 70 Umdrehungen pro Minute bevorzugt werden. Bisher wurde als Standardrichtlinie eine Tretgeschwindigkeit zwischen 30 und 50/min angegeben. In zahlreichen neueren Untersuchungen werden jedoch weitaus höhere Tretgeschwindigkeiten benutzt, teilweise Umdrehungszahlen um 90/min. Dieses Vorgehen beruht darauf, daß auch in der Praxis, z. B. wie beim Radrennen, höhere Umdrehungszahlen von den Sportlern bevorzugt werden. Auch Patienten bevorzugen bei der Ergometeruntersuchung höhere Tretgeschwindigkeiten, da eine Arbeit mit höherer Drehzahl und niedrigerer Bremskraft als angenehmer empfunden wird. Daraus wird heute die Forderung abgeleitet, als Standardempfehlung für die Tretgeschwindigkeit eine Drehzahl um 70 Umdrehungen pro Minute zu empfehlen.

Die hier aufgeführten Einflußgrößen lassen sich nicht immer streng konstant halten. Dies betrifft insbesondere die Umgebungsbedingungen im Untersuchungslabor. Können diese nicht streng konstant gehalten werden, ist eine Protokollierung erforderlich, damit die Ergebnisse im gleichen oder auch fremden Labor verglichen werden können.

Individuelle Einflußgrößen

Gemeinsames Merkmal dieser Einflußgrößen ist, daß sie nicht konstant gehalten werden können. Umso wichtiger ist es, diese Parameter, soweit dies möglich ist, in einem Protokollbogen festzuhalten. Regelmäßiges Training, vor allem Ausdauertraining, verbessert naturgemäß die körperliche Leistungsfähigkeit. Bei der Beurteilung des Ergometrieresultates muß die Trainingsintensität berücksichtigt werden. Zu beachten ist ferner, daß bei Hochleistungssportlern mitunter scheinbar pathologische Befunde erhoben werden können. Kenntnisse der trainingsbedingten Anpassungserscheinungen sind dann erforderlich, um Fehlbeurteilungen zu vermeiden (siehe Abschnitt Belastungs-EKG).

Ähnliche Empfehlungen gelten für die Faktoren »Übung« oder »Übungsmangel«. Nicht selten fehlt älteren oder adipösen Probanden jegliche Übung für eine Ergometerbelastung.

Eine kurz zurückliegende Nahrungsaufnahme wie auch Nikotin- und Alkoholgebrauch reduzieren die Belastbarkeit. Bei ungeübten oder ängstlichen Probanden führt eine Erwartungshaltung oder auch Angst zu gesteigerten Ruhewerten wie Ruhetachykardie oder Hyperventilation. Eine Vorphase zur Beruhigung ist vor Versuchsbeginn unbedingt erforderlich, um annähernd vergleichbare »Ruhebedingungen« zu haben.

Methodik

Meßgrößen in der Ergometrie

In der Ergometrie sollen mit apparativen Methoden die Belastbarkeit am Ergometer, die Herzfrequenz, der arterielle Blutdruck, das EKG und eine Blutgasanalyse erfaßt werden. Ein ebenfalls nicht zu unterschätzender Parameter ist das subjektive Leistungsbefinden des untersuchten Probanden.

Ergometer

Für die Belastungsprüfung kommen folgende Ergometer in Frage:
- Kletterstufe
- Laufbandergometer
- Fahrradergometer.

Kniebeugen werden heute nicht mehr als Belastungsverfahren angesehen. Besser ist es, keine Belastung als eine mit Kniebeugen durchzuführen.

Kletterstufe

Für die Belastung mit einer Kletterstufe sind zahlreiche Verfahren angegeben worden (Test nach Master; Harvard-Step-Test; Test nach Hettinger-Rodahl). Diese Arten des Stufentests haben heute in der Routinediagnostik keinen Platz mehr.

Bewährt hat sich hingegen die Kletterstufe nach Kaltenbach und Klepzig (*Kaltenbach*, 1974; *Klepzig*, 1981). Der Vorteil dieser Kletterstufe ist, daß die Arme bei der Benutzung miteingesetzt werden können und daß die Stufenhöhe variiert werden kann. Die Leistung errechnet sich aus dem Produkt aus Stufenhöhe, Körpergewicht und Anzahl der Besteigungen in Sekunden. Einzelheiten zur Methodik sowie Berechnungstabellen finden sich bei *Kaltenbach* (1974). Möglicher Vorteil dieses Testverfahrens ist die höhere kardiopulmonale Ausbelastung ohne eine vorzeitige muskuläre Erschöpfung. Allerdings konnten andere Untersucher diese Befunde nicht ganz bestätigen. Weitere Vor- und Nachteile dieses Verfahrens finden sich in der Tabelle 5. Entscheidender Nachteil ist wohl, daß eine Blutdruckmessung während der Belastung nicht möglich ist.

Laufband

Auch mit einem Laufband läßt sich eine Leistung exakt definieren und sehr gut dosieren. Diese Belastungsform ist in den Vereinigten Staaten weit verbreitet. Probleme treten bei älteren und ungeübten Personen auf. Auch ist hier die Blutdruckmessung nur in begrenztem Umfang und nicht immer ausreichend zuverlässig möglich. Vor- und Nachteile sind in der folgenden Tabelle 6 aufgeführt.

Fahrradergometer

Als wichtigstes Ergometer für die Praxis wie auch für die arbeitsmedizinische Diagnostik hat sich das Fahrradergometer erwiesen. Man unterscheidet Fahrradergometer, die mechanisch gebremst werden von solchen,

Vorteile:	Gewohnte Belastungsform Exakte Messung der Leistung möglich Eichung nicht erforderlich Relativ preiswert Geringer Raumbedarf Geringer apparativer Aufwand Bessere Ausbelastung durch Mitbenutzung der Arme EKG – Registrierung möglich z. T. auch bei Behinderten durchzuführen
Nachteile:	Messung zusätzlicher Größen nicht möglich (z. B. Blutdruck, Herzkatheter) Ansteigende Belastung nur mit größerem Aufwand möglich Mögliche orthostatische Einflüsse Sturzgefahr bei Zwischenfällen

Tab. 5 Belastung an der Kletterstufe.

Laufbandbelastung	
Vorteile:	Gewohnte Belastungsart bei geringen und mittleren Belastungen Leistung exakt zu messen Kontinuierlich ansteigende Belastung und Ausbelastung gut möglich EKG – Registrierung möglich Messung des respiratorischen Gasaustausches möglich Blutdruckmessung bedingt möglich Weitere Meßwerte nur bedingt oder nicht zu erfassen
Nachteile:	Kostspieliger als Fahrradergometer oder Kletterstufe Größerer Platzbedarf Evtl. Lärmbelästigung Gefährdung (vor allem älterer) Probanden bei höherer Leistung Sturzgefahr Regelmäßige Eichungen erforderlich

Tab. 6 Vor- und Nachteile der Laufbandergometrie.

die elektromagnetisch gebremst werden. Erstere sind meist drehzahlabhängig, leicht zu eichen und im allgemeinen robust gebaut. Bei einem mechanisch gebremsten Ergometer errechnet sich die Leistung aus der Umdrehungszahl und dem Bremswiderstand.

Die elektromagnetisch gebremsten Ergometer sind in der Regel kostspieliger, ihre Eichung ist mit größerem Aufwand verbunden. Der entscheidende Vorteil ist die konstant bleibende Leistung bei wechselnden Drehzahlen. Zu beachten ist aber, daß bei wechselnden Drehzahlen die physikalische Leistung konstant bleibt, nicht aber die biologische Leistung. Auch bei drehzahlunabhängigen Ergometern sollte eine vorgegebene Drehzahl eingehalten werden, da nur so vergleichbare Bedingungen zur Messung von Herzfrequenz, Atmung oder anderen Meßgrößen gegeben sind. Die Vor- und Nachteile der Fahrradergometrie sind im Einzelnen der

Vorteile:	Belastung dosierbar, reproduzierbar Kontinuierlich ansteigende Belastung bis zur Erschöpfung möglich Zusätzliche Messungen verschiedener kardialer und pulmonaler Größen möglich, Blutdruckmessung möglich, EKG – Registrierung möglich
Nachteile:	Belastungsart oft ungewohnt (vor allem im Liegen) Regelmäßige Eichungen notwendig Sturzgefahr bei orthostatischer Reaktion (bei Belastung im Sitzen) Leistungen, die an unterschiedlichen Ergometern erbracht wurden, oft nicht zu vergleichen Muskuläre Erschöpfung oft vor kardiopulmonaler Ausbelastung

Tab. 7 Fahrradergometer – Belastung.

1. Möglichkeit der Fußkurbelarbeit im Liegen und Sitzen
2. Anzeige von Bremskraft bzw. Leistung und Drehzahl (evtl. mit Schreiberausgang)
3. Stabiler Bau, mögl., transportabel, Sattel und Lenker müssen zu verstellen sein,
4. Ausreichende Schwungmasse (z. B. 9kg, Drehmoment entscheidend), Kurbellänge 33,3cm
5. Drehzahlbereich von 30 – 120 U/min
6. Möglichst einfache Bedienung
7. Regelmäßige (jährliche) Eichungen

Tab. 8 Anforderungen an ein Fahrradergometer.

Tabelle 7 zu entnehmen. Die Tabelle 8 enthält schließlich die Anforderungen, die an ein Fahrradergometer zu stellen sind.

Körperposition bei der Fahrradergometrie

Die Fahrradergometeruntersuchung kann sowohl im Sitzen als auch im Liegen durchgeführt werden. Die Vor- und Nachteile sind in der Tabelle 9 aufgeführt.

Im Sitzen ist die Arbeit physiologischer, wird von den Probanden als angenehmer empfunden, die Ausbelastung wird eher erreicht, da eine größere Muskelmasse beteiligt ist. Schwerwiegende Komplikationen sind im Sitzen seltener (s. u.).

Die Belastung im Liegen wird bevorzugt in Kliniken durchgeführt. Im Liegen lassen sich weitere Meßgrößen wie Druckmessungen im Herzen oder nuklearmedizinische Untersuchungen besser durchführen. Die unblutige Blutdruckmessung ist im Liegen problemlos. An Untersuchungsstellen, wo invasive diagnostische Maßnahmen betrieben werden, wird häufig die Routinebelastung im Liegen durchgeführt, da so bessere Vergleiche zu später invasiv gewonnenen Meßgrößen möglich sind.

Auf die Unterschiede hämodynamischer Parameter in Abhängigkeit von der Körperposition wurde bereits (Tab. 4) hingewiesen.

Empfehlung

Wägt man die Vor- und Nachteile verschiedener Belastungsverfahren gegeneinander ab, so ist für die Routinediagnostik wie auch für die arbeitsmedizinische Praxis die **Fahrradergometrie im Sitzen** zu empfehlen.

Fahrradergometer-Belastung (Vergleich Sitzen – Liegen)

Belastung im Sitzen

Vorteile:	Position eher gewohnt Ausbelastung eher möglich, muskuläre Erschöpfung später als im Liegen Preiswerter, da keine Spezialliege notwendig

Belastung im Liegen

Vorteile:	Sehr gute EKG-Registrierung Blutdruckmessung zuverlässig möglich Zusätzliche Messungen optimal möglich (bis hin zum Herzkatheter) Bei Komplikationen sofortige Therapiemaßnahmen möglich Vergleich mit Daten bei der Herzkatheteruntersuchung möglich Durch Volumenbelastung (Vorlast) oft früher pathologische Reaktionen

Tab. 9 Vor- und Nachteile der Belastungen im Liegen und im Sitzen.

	Stufentest	Fahrradergometer sitzend	Fahrradergometer liegend	Laufband
Gewohnte Belastungsart	+ + +	+ +	–	+ + (+)
Ausbelastung möglich	+ +	+ + (+)	+	+ + +
Eichung einmach möglich	keine	± ± *	± ± *	(+)
Meßmöglichkeit der physikalischen Leistung	+ +	+ + +	+ + +	+ +
Gute Registriermöglichkeit				
für EKG	+	+ +	+ + +	+
Blutdruck	–	+ +	+ + +	(–)
Blutgase	–	+ +	+ + +	+
Gaswechsel	(+)	+ +	+ + +	+
Kontinuierlich ansteigende Belastung möglich	(+)	+ + +	+ + +	+ +
Geschicklichkeit erforderlich	+	(+)	–	+ +
= " = bei hoher Belastung	+	(+)	–	–
Geringe Kosten	+ + +	+	–	–
Lärm	+ + +	(+)	(+)	–
Transportmöglichkeit	–	+ +	–	–
Stromversorgung erforderlich	+ + +	± ± *	± ± *	– – –

* Für mech. gebremste Ergometer ** Für elektr. gebremste Ergometer
\+ bedeutet: günstig, vorteilhaft, – bedeutet ungünstig, nachteilig

Tab. 10 Vorteile und Nachteile der verschiedenen Belastungsformen.

- Ausreichend langsamer Druckabfall zur Erfassung des systolischen und (diastolischen) Blutdruckes, evtl. mögliche manuelle Variation der Geschwindigkeit des Druckabfalles.
- Ausreichend schneller Abfall des Manschettendruckes zur Vermeidung venöser Stauungen bei wiederholten Messungen.
- Fortlaufende Druckanzeige
- Ausreichend laute Wiedergabe der Korotkofftöne bei automatischen oder halbautomatischen Geräten.

Tab. 11 Anforderungen an ein Blutdruckmeßgerät.

Die Tabelle 10 zeigt noch einmal zusammenfassend die Vor- und Nachteile der verschiedenen Belastungsformen.

Herzfrequenz

Die Herzfrequenz in Ruhe und während Belastung läßt sich ohne aufwendige technische Hilfsmittel **auskultatorisch** oder **palpatorisch** unter Hinzunahme einer Uhr leicht messen. Diese Art der Frequenzbestimmung ist für orientierende Untersuchungen ausreichend, die Fehlerbreite kann bei einiger Übung relativ gering gehalten werden, doch liegt sie auch bei Übung zwischen 2 und 5%. Die Herzfrequenz läßt sich weiter **photoelektrisch** mittels Lichtabsorption messen. Der Meßfühler wird am Ohrläppchen oder an der Fingerspitze angebracht. Die Meßergebnisse sind nicht sehr zuverlässig, da insbesondere unter Belastung Artefakte auftreten.

Die einfachste und häufigste Art der Herzfrequenzmessung ist wohl die **Analyse des EKG.** Da meist bei der ergometrischen Untersuchung ein Belastungs-EKG mitregistriert wird, fällt die Herzfrequenz sofort an. Einige neuere EKG-Geräte oder Monitore haben auch eine analoge oder digitale Anzeige der Herzfrequenz mit Registrierausgang.

Arterieller Blutdruck

Der arterielle Blutdruck läßt sich in Ruhe und unter Belastung mit allen gebräuchlichen Blutdruckmessgeräten auskultatorisch messen. Das Vorgehen bei der Blutdruckmessung sollte sich an die Empfehlung der deutschen Gesellschaft für Kreislaufforschung halten.

Methodische Hinweise

Die wichtigsten Anforderungen an ein Blutdruckmessgerät sind in der Tabelle 11 aufgeführt.

Bei häufigen ergometrischen Untersuchungen bietet ein halbautomatisches Druckmeßgerät einige Vorteile. Das Aufpumpen der Manschette geschieht mittels einer Pumpe, die Manschetten enthalten in der Regel ein Mikrophon, welches die Korotkoff' Töne bei guter Anlegetechnik ausreichend wiedergibt. Somit entfallen das manuelle Aufpumpen bei wiederholten Messungen und die Auskultation. Wichtig ist, daß die Korotkoff' Töne laut wiedergegeben werden, damit Artefakte erkannt werden. Artefakte entstehen vor allem bei Ergometerarbeit im Sitzen.

Der so gemessene **systolische Blutdruck** stimmt ausreichend gut mit den blutig gemessenen Werten überein. Bei sehr hoher Belastung liegen die indirekt (unblutig) gemessenen Werte etwas höher als die tatsächlichen Druckwerte.

Mit der indirekten Blutdruckmeßmethode wird der **diastolische Blutdruck** sehr viel unzuverlässiger bestimmt, vor allem bei Er-

gometerbelastung. Selbst wenn man, wie allgemein empfohlen, bereits beim Leiserwerden der Korotkoff' Töne den diastolischen Blutdruck abliest, sind Fehlmessungen häufig, wobei Abweichungen nach oben und unten vorkommen. Der Grund hierfür liegt in der hohen Strömungsgeschwindigkeit des Blutes in den Arterien bei hoher Belastung. Auch bei geringem Manschettendruck kommt es zum Auftreten von Geräuschen, bedingt durch eine turbulente Strömung.
Es wird heute allgemein empfohlen, während körperlicher Belastung bei unblutiger Druckmessung nur den systolischen Druck zu verwenden. Dieser läßt sich bekanntlich auch palpatorisch ermitteln, sodaß auch ohne Stethoskop oder Mikrophon der Blutdruck leicht meßbar ist.

Blutdruckregistrierung

Von einigen Firmen werden Geräte zur Registrierung der Korotkoff' Töne angeboten. Die grundsätzlichen Schwierigkeiten der indirekten diastolischen Blutdruckerfassung werden damit nicht beseitigt. Nur wenn Artefakte optisch erkennbar sind, bieten solche Geräte einen Vorteil, der allerdings mit einem höheren Preis erkauft wird. Für Routinemessungen erscheint eine Registriermöglichkeit des Blutdruckes nicht unbedingt erforderlich.

Automatische Blutdruckmessung

Solche automatischen Blutdruckmeßgeräte sind mit Skepsis zu betrachten. Problematisch ist, daß der Druckabfall in der Manschette mit einer konstanten und eher mittleren Geschwindigkeit erfolgt. Hierdurch wird der Druck in der Manschette bei den zu erwartenden Druckwerten häufig falsch erfaßt. Wünschenswert wäre eine manuell zu beeinflussende Ablaßgeschwindigkeit, wobei diese um die zu erwartenden Druckwerte langsamer sein sollte.

EKG-Registrierung

Für die EKG-Registrierung in Ruhe und während Belastung eignen sich fast alle handelsüblichen EKG-Geräte. Die technischen Anforderungen bei der Registrierung während Belastung sind aber höher als bei ausschließlicher Registrierung in Ruhe. Mehrkanalgeräte liefern meist bessere EKG-Kurven, neuere Geräte haben auch eine spezielle Nullpunktstabilisierung, was sich für Belastungsuntersuchungen als besonders günstig erweist. Mehrkanalgeräte bieten neben besseren technischen Eigenschaften auch den Vorteil der simultanen Registrierung mehrerer Ableitungen. Nach Möglichkeit sollte das EKG-Gerät einen langsamen Papiervorschub (5 oder 10 mm/s) haben. Diese kontinuierliche, langsame Registrierung erlaubt die ständige Überwachung (und erspart mitunter den Monitor), auftretende Arrhythmien werden gleichzeitig mitregistriert (s. Abschnitt Belastungs-EKG). Ein nachträglicher Einbau für einen langsamen Papiervorschub ist bei den meisten Geräten leicht möglich.

Blutgasanalyse

Methodische Hinweise

Die Bestimmung der arteriellen Blutgase während Körperruhe und Belastung spielt in der Ergometrie eine wichtige Rolle, vor allem bei arbeitsmedizinischen Fragestellungen. Die technische Verbesserung der Geräte sowie die geringen Probenmengen führten zur weiten Verbreitung der Geräte. Eine vollständige Blutgasanalyse ist mit ausreichender Zuverlässigkeit durch Entnahme von 20 – 50 μl Blut aus dem hyperämisierten Ohrkapillarblut möglich. Bei guter Entnahmetechnik lassen sich Wiederholungen in Abständen von 2 – 3 Minuten durchführen, wobei nur eine einmalige Inzision in das Ohrläppchen erforderlich ist.

Apparative Hinweise

Die Blutgasgeräte sind heute technisch hervorragend weiterentwickelt worden bis hin zu vollautomatisch arbeitenden Geräten. Die vollautomatischen Geräte sind allerdings erheblich teurer als halbautomatische, letztere haben zudem den Vorteil, daß die Wartung vieler Teilfunktionen einfach ist und durch geübtes Laborpersonal durchgeführt werden kann. Bei vollautomatisch arbeitenden Geräten wird man häufiger den Kundendienst für Wartung und Reparatur benötigen. Ferner brauchen einige vollautomatische Geräte 3 Minuten für eine Analyse. Dies ist aber zu lang, will man innerhalb von 3 Minuten (eine Belastungsstufe) eine Doppelmessung durchführen.

Es sei darauf hingewiesen, daß bei halbautomatischen Geräten, bei denen man die Elektroden noch selber beziehen kann, die Elektroden durch eine dünnere Membran »schneller« gemacht werden können, allerdings auf Kosten der Lebensdauer der Membran. Vollautomatische Analysegeräte sind für die Klinik wohl von Vorteil, für arbeits- und leistungsmedizinische Untersuchungen dürften halbautomatische Blutgasgeräte ausreichen.

Viele vollautomatische Blutgasgeräte drukken die abgeleiteten Größen wie Bikarbonat und Basenexzeß aus.

Dies ist bequem, neuere Nomograme sind aber gleich schnell und wesentlich billiger. Mit einem Strich können Sättigung und Basenexzeß nach dem Nomogramm nach Harnoncourt abgelesen werden.

Die Bedeutung der preislich sehr viel günstigeren halbautomatichen Blutgasgeräte sei deshalb hervorgehoben, da mit diesen Geräten auch für die arbeitsmedizinische Praxis eine Blutgasanalyse attraktiv wird. Mit diesen Geräten lassen sich sowohl der Gasstoffwechsel in Ruhe und während Belastung beurteilen als auch metabolische Veränderung durch Messung von pH-Wert und Basenexzeß.

Transkutane Sauerstoffpartialdruckmessung

In neuerer Zeit ist es möglich geworden, den arteriellen Sauerstoffpartialdruck auch transkutan zu messen. Die endgültige Stellung dieser Meßmethode im Rahmen der Funktionsdiagnostik kann noch nicht beurteilt werden, doch bringt diese Messung wertvolle Informationen zum Verhalten der arteriellen Sauerstoffspannung. Die Messung ist nichtinvasiv, nicht belästigend und ermöglicht durch die kontinuierliche Analyse zusätzliche neue Erkenntnisse. Nachteilig ist die Anwärmzeit von 15 – 20 Minuten. Ein Beispiel für eine solche Registrierung zeigt die Abb. 2. Zu weiteren Einzelheiten sei auf die Literatur verwiesen (*Löllgen* u. Mitarb., 1977).

Leistungsempfinden

Eine einfache, preiswerte und dennoch recht zuverlässige Meßgröße in der Ergometrie stellt die Bestimmung des Leistungsempfindens (RPE, rating of perceived exertion) dar (vgl. Tab. 12).

Das Leistungsempfinden ist eine psychologische Meßgröße. Aus der Übereinstimmung oder Diskrepanz zu physiologischen Meßgrößen lassen sich weitere Informationen zum Belastungsversuch gewinnen. Die in der Tabelle 12 aufgeführte Skala reicht von 6 bis 20. Dies beruht auf der nichtlinearen Beziehung des Leistungsempfindens zu physiologischen Meßgrößen. Mit dieser Skala wird eine lineare Beziehung hergestellt. Die Skala wird in Augenhöhe vor dem Ergometer befestigt, am Ende des Belastungsversuchs wird der Proband befragt, wie anstrengend das Fahrradfahren von ihm empfunden wurde. Er soll als Antwort nur eine Zahl nennen.

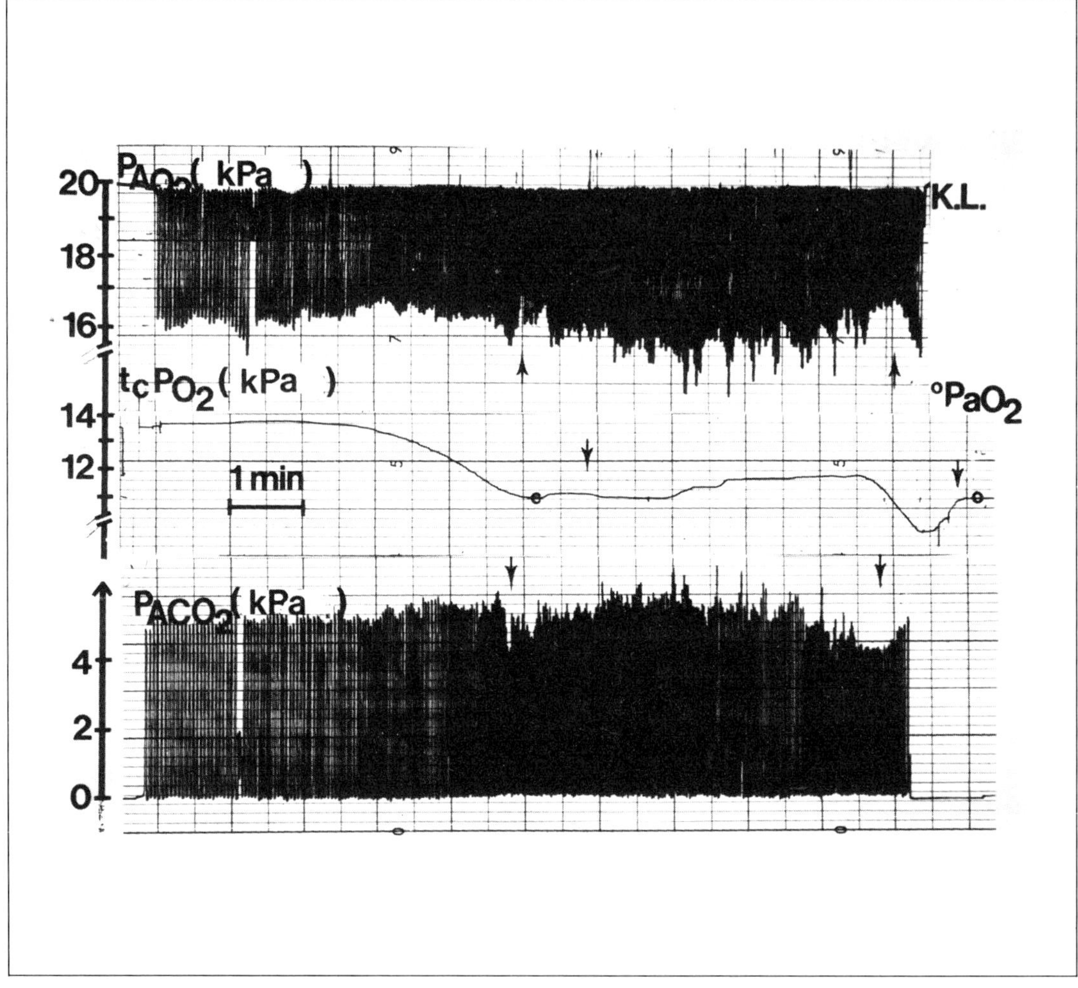

Abb. 2 Beispiel für die transcutane Po_2-Messung zusammen mit alveolaren Gasen (O_2 und CO_2). Belastung 120 Watt über 5 Minuten, Schreibung von rechts nach links, Start und Ende mit Pfeilen markiert. Typischer initialer $tcPo_2$-abfall mit Stabilisierung, jedoch erneuter Abfall zum Belastungsende. (50 j. Patient mit mittelgradiger Silikose).

Versuchsablauf

Für die Fahrradergometrie wurden zahlreiche Versuchsprotokolle vorgeschlagen, man konnte sich jedoch bisher nicht auf ein oder wenige Protokolle einigen. Erste Ansätze und Vorschläge zu einem standardisierten Untersuchungsprotokoll sind erstmals für die arbeitsmedizinische Untersuchung vorgeschlagen worden (*Schulte,* 1979). Dieses Protokoll (siehe unten) scheint sich für die Arbeitsmedizin durchzusetzen und zu bewähren.

Folgende Anforderungen werden an ein ergometrisches Testprotokoll gestellt:
- zumutbare Versuchsanordnung für den Probanden
- einfache Berechnungen der Belastungsstufen
- konstante Tretgeschwindigkeit während der Untersuchung
- individuelle Dosierung

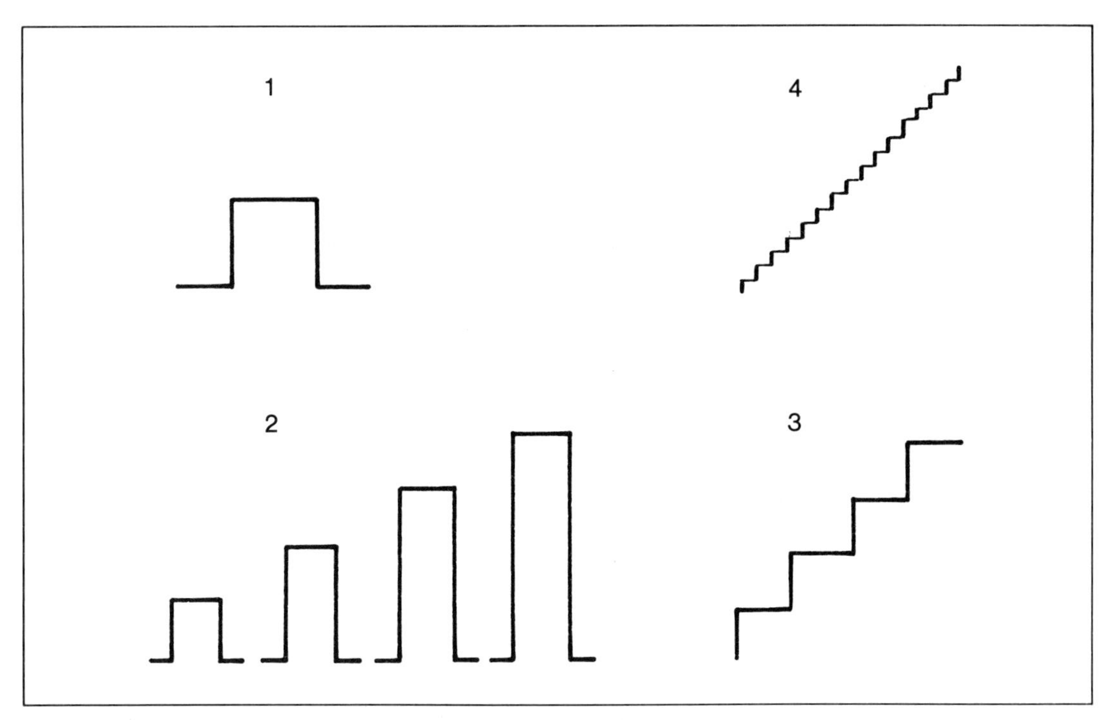

Abb. 3 Schematische Darstellung verschiedener Belastungsformen. Einzelheiten siehe Text.

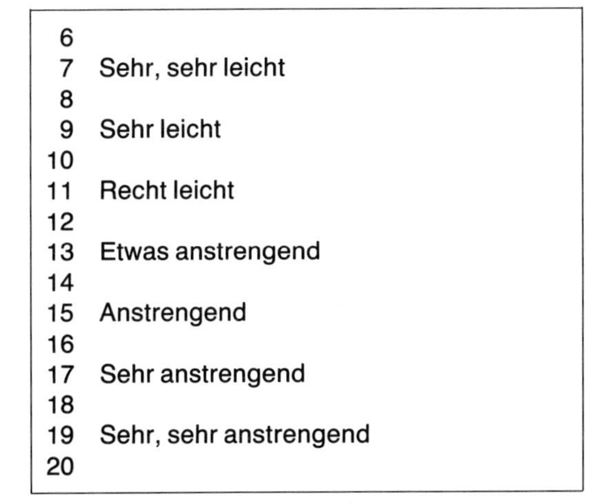

6	
7	Sehr, sehr leicht
8	
9	Sehr leicht
10	
11	Recht leicht
12	
13	Etwas anstrengend
14	
15	Anstrengend
16	
17	Sehr anstrengend
18	
19	Sehr, sehr anstrengend
20	

Tab. 12 Skala zur Abschätzung des Leistungsempfindens (nach Borg).

- sub- und maximale Belastungstests mit einem Protokoll
- zumutbare Untersuchungsdauer
- breite Einsatzmöglichkeit (Praxis, Klinik, Arbeits- und Sportmedizin).

Belastungsformen

Die möglichen Belastungsformen in der Ergometrie sind in der Abbildung 3 dargestellt. Die **intermittierend ansteigende Belastung** (Abb. 3/2) wird nur noch selten eingesetzt, sie ist zeitaufwendig und bringt nur wenige Vorteile. Bei Kletterstufenbelastung wird sie aus technischen Gründen mitunter eingesetzt.

Rektanguläre oder **Einstufenbelastungen** benötigen in der Regel weniger Zeit und führen zu steady state Bedingungen (siehe unten). Nachteil: Eine individuelle Ausbelastung ist nicht oder nur selten möglich (Abb. 3/1).

Eine **kontinuierliche ansteigende Belastung** ist auf zweierlei Weise möglich (Abb. 3/3 – 4): Bei einer quasi kontinuierlich ansteigenden Belastung wird entweder in kurzen Zeitabständen die Belastung mit geringen Wattstufen ständig gesteigert, oder man regelt über einen mechanischen oder elektrischen Regler (motorgetrieben) die Leistung so, daß diese kontinuierlich mit einer vorgegebenen Geschwindigkeit zunimmt. Bei dieser Belastungsform wird relativ rasch die Stufe der Ausbelastung erreicht. Man sprach früher auch von einer Vitamaxima-Belastung. Bei diesem Belastungsverfahren spielt die muskuläre Erschöpfung eine geringere Rolle als bei den stufenweise ansteigenden Belastungen. Als Nachteil erweist sich dabei, daß Messungen, die 1 – 2 Minuten dauern, wegen des fehlenden steady state nicht möglich sind. Viele Patienten empfinden diese Form der ansteigenden Belastung als unangenehm.

Die heute weit verbreitete Belastungsform stellt die **stufenweise ansteigende kontinuierliche Belastung** dar.

Diese setzt sich zusammen aus länger dauernden Belastungsstufen (2 – 6 Minuten) und unterschiedlichen Belastungshöhen pro Belastungsstufe (25 – 50 Watt). Bei dieser Belastungsform werden im begrenzten Umfang steady state Bedingungen erreicht (s. u.), sub- und maximale Belastungen sind in einem Untersuchungsgang möglich, der Proband empfindet diese Belastungsform als angenehmer. Nachteil: Mitunter vorzeitiger Abbruch wegen muskulärer Erschöpfung bei nicht erreichter kardiopulmonaler Ausbelastung.

Belastungsstufen

Über die optimale Dauer der Belastungsstufen herrschen unterschiedliche Meinungen, vorgeschlagen werden 2 – 6 Minuten. Auch über die Höhe der jeweiligen Belastungsstufen gibt es keine übereinstimmende Meinung. Oft werden Belastungsstufen von 25 Watt oder ein Vielfaches davon empfohlen. Andere Autoren schlagen 30 oder 40 Watt für jede Stufe vor. Aufgrund dieser verschiedenen Vorschläge gibt es eine große Reihe verschiedener Testprotokolle. Vergleicht man die Empfehlungen verschiedener Organisationen sowie die Verbreitung bestimmter Verfahren, so scheinen sich bewährt zu haben

- eine Belastungsdauer von 2 – 3 Minuten, und eine
- Belastungshöhe von 25 Watt oder ein Vielfaches davon.

Man geht bei diesem Ansatz eines Testprotokolls davon aus, daß nach 2 – 3 Minuten ein steady state zumindest im submaximalen Bereich eintritt. Bei zunehmender Belastungsintensität wird das steady state erst später erreicht, bei einer Belastungsintensität von 80% der maximalen Leistungsfähigkeit und darüber oft erst nach 15 bis 20 Minuten oder nicht mehr. Die Belastungsdauer von 2 – 3 Minuten pro Stufe stellt somit einen sinnvollen Kompromiß dar.

Zur Bedeutung des steady state

Unter dem steady state versteht man ein Stoffwechselgleichgewicht. Es kennzeichnet eine Belastungsphase, wo nach Änderung der physikalisch vorgegebenen Leistung die biologischen Größen keine wesentliche Änderungen mehr erfahren. Für die Herzfrequenz wird ein steady state dann angenommen, wenn sich die Meßwerte um weniger als 4 – 5 Schläge pro Minute ändern.

Ein solches steady state ist heute für die Mehrzahl der Untersuchungen nicht mehr erforderlich. Früher benötigte man ein solches Gleichgewicht, da oft Messungen über einen Zeitraum von mehreren Minuten durchgeführt wurden. Solche langdauernden Messungen werden heute nur noch selten durch-

geführt, selbst das Herzminutenvolumen läßt sich heute mit verschiedenen Meßverfahren in einer Minute doppelt bestimmen. Auch die häufig gewählte Belastungsdauer von 6 Minuten zum Erreichen eines steady state war willkürlich gewählt und ermöglichte nicht ein steady state (s. o.). Ein weiteres Argument war, durch eine langdauernde Belastungsstufe würde der Patient weniger gefährdet. Dies trifft nur in begrenztem Umfang zu. In jedem Fall führte die 6minütige Belastung nicht zu einer optimalen kardiopulmonalen Ausbelastung und reduzierte die Aussagekraft der Belastungstests.
Heute sind für ein Belastungsverfahren vor allem definierte Zeitpunkte in einem festgelegten Testprotokoll wichtig, damit eine Vergleichbarkeit in einem gewissen Umfang möglich wird.

Empfehlungen für ein Testprotokoll

Aufgrund der bisherigen Überlegungen ergeben sich folgende Empfehlungen:

– für die klinische Diagnostik

Belastungsdauer:
3 Minuten pro Stufe

Anfangsbelastung:
25 Watt (Patienten bzw. schwerer kranke ältere Probanden)
50 Watt (jüngere Probanden)

Höhe der Belastungsstufe:
25 Watt (Patienten)
50 Watt (Gesunde und trainierte Probanden)
bei Erreichen der Leistungsgrenze
Steigerung um 25 Watt

– Für die arbeitsmedizinisch orientierte Belastungsprüfung

Belastungsdauer pro Stufe: 2 Minuten
Anfangsbelastung: 75/100 Watt
Höhe der Belastungsstufe: 25 Watt

Ein ähnliches Protokoll wurde von *Rost* u. Mitarbeitern für die Routinediagnostik in der Ergometrie vorgeschlagen.

Für beide Testprotokolle wird eine **Vorphase** von 5 min. und eine **Nachphase** von 6 min. empfohlen.

Das klinische Protokoll lehnt sich an Empfehlungen der europäischen Gesellschaft für Kardiologie an und ist speziell für klinische Fragestellungen mit etwas länger dauernden Messungen entwickelt worden. Vergleichende Untersuchungen zwischen beiden Verfahren liegen noch nicht vor. Vergleichbare Bedingungen sind jedoch mit ausreichender Zuverlässigkeit gegeben. Das arbeitsmedizinische Protokoll wurde von *Schulte* (1979) vorgeschlagen. Es hat sich bewährt und durchgesetzt.

Vorteile der vorgeschlagenen Testprotokolle sind

- eine individuelle Dosierung
- Durchführung einer submaximalen oder maximalen Belastung mit gleichem Testansatz
- steady-state-Bedingungen im submaximalen Bereich
- zumutbare Untersuchungsdauer
- zuverlässige Untersuchungsergebnisse

Zur Frage einer submaximalen oder maximalen Belastung

Diese Problematik wird oft diskutiert. Wichtiges Argument für eine submaximale Belastung ist der Schutz des Patienten vor Komplikationen. Die Wahl des Untersuchungsverfahrens hängt wesentlich von der jeweiligen Fragestellung ab. Bei Reihenuntersuchungen kann mitunter eine submaximale Belastung ausreichen. Im Einzelfall weiß man aber bei einer solchen submaximalen Belastung nicht, welcher Grad der Ausbela-

Voruntersuchung	Anamnese körperliche Untersuchung Ruhe-EKG Ruhe-Blutdruck Medikamenten-Anamnese
Methodik	Raumtemperatur (18 – 23° C) Rel. Luftfeuchte (40 – 60%) Geeichtes Ergometer Monitorkontrolle oder fortlaufende EKG-Registrierung Drehzahl von 70 U / min Blutdruckmessung
Proband	Normale Körpertemperatur 2 Std. Abstand nach letzter Mahlzeit, 12 Std. Abstand nach Nikoton- und Alkoholgenuß
Medikamente	Ausreichend lange Pause, ggfs. ausschleichend (ß-Blocker)
Untersucher	Anwesenheit eines erfahrenen Arztes

Tab. 13 Bedingungen zur Durchführung eines Ergometer-Tests.

stung erreicht wurde. Für eine zuverlässige Beurteilung der Leistungsfähigkeit, vor allem bei speziellen Fragestellungen, ist eine maximale Belastung erforderlich, d. h. es muß eine Ausbelastung nach den entsprechenden Kriterien erreicht werden.
Auch Patienten sollten nach Möglichkeit ausbelastet werden. Eine zuverlässige Beurteilung ist möglich, wenn 85 – 90% der maximalen Belastbarkeit überschritten sind.

Vorbedingungen zur Durchführung des Ergometer-Tests

Die einzelnen Vorbedingungen zur Ergometrie sind in der Tabelle 13 aufgeführt. Anamnese und klinische Untersuchung sollten selbstverständliche Voraussetzung der Ergometrie sein. Hierdurch lassen sich mögliche Komplikationen am besten erkennen und verhindern. Gleichfalls sind ein Ruhe-EKG und eine Blutdruckmessung in Ruhe vor der Ergometrie als obligat anzusehen. Eine Ergometrie ohne diese Voraussetzungen ist schon fast ein Kunstfehler. Schließlich ist die Kenntnis eingenommener Medikamente entscheidend für die Beurteilung des ergometrischen Ergebnisses.

Qualitätskontrolle im Ergometrielabor

Wie in jedem chemischen oder klinischen Labor ist auch für das Ergometrielabor eine Qualitätskontrolle zu fordern. Sie umfaßt eine regelmäßige Kalibrierung von Meßgeräten und Überprüfung der Meßmethodik, eine regelmäßige Unterrichtung des Personals und ein Notfalltraining (Tab. 14). Letzteres ist notwendig, da Notfälle einerseits selten sind, andererseits bei eingetretenem Notfall rasches Handeln erforderlich ist. Auch die Überprüfung der Vorbedingungen der Ergometrie sind in Abständen notwendig. Weitere Vorschläge zur Qualitätskontrolle sind im Anhang, Tabelle 14, aufgeführt.

Gütekriterien in der Ergometrie

Jedem Untersucher sollten auch die wichtigsten Gütekriterien in der Ergometrie bekannt

1. Temperatur und Luftfeuchtigkeit im empfohlenen Bereich Kalibrierung von Ergometer und Blutdruckmeßgerät, Korrekte Einstellung des EKG-Schreibers Intakte Elektroden, Korrekte Hautreinigung
2. Notfallvorbereitung Verhalten beim Notfall schriftlich fixiert Notwendige Medikamente vorhanden Defibrillator vorhanden, eingeschaltet, und Funktion überprüft Notfalltraining durchgeführt, alle 4 bis 8 Wochen
3. Voruntersuchungen vor Ergometrie Anamnese, klin. Befund, Ruhe-EKG Belastungsstufen und Abbruchkriterien im Einzelfall festgelegt. ARZT bei Untersuchung ANWESEND

Tab. 14 Kontrollen im Ergometrie-Labor.

– Einfachheit:	d.h. Durchführung ohne zu großen Aufwand an Geräten und Mitarbeitern.
– Akzeptabilität:	Das Fehlen eines Kooperationszwanges. Dies ist in der Regel bei arbeitsmedizinischen Untersuchungen gewährleistet, kann jedoch bei gutachterlichen Untersuchungen zu Problemen führen.
– Objektivität:	Die Meßergebnisse werden durch subjektive Einflüsse nicht verfälscht.
– Reproduzierbarkeit:	Die Genauigkeit der Meßmethode. Fehlerquellen: Der Patient, die apparative Ausstattung und die Interpretation durch den beurteilenden Arzt.
– Reliabilität:	Dieser Begriff ist am besten mit Zuverlässigkeit zu übersetzen und hängt eng mit der Reproduzierbarkeit zusammen. Wir verstehen darunter, daß bei einer Wiederholung eines ergometrischen Testes die Ergebnisse am einzelnen Patienten nicht zu stark streuen dürfen. Dieses Gütekriterium umfaßt somit die intra- und interindividuelle Streuung.
– Sensitivität:	Die Empfindlichkeit eines Testes, mit der er kranke Probanden sicher von gesunden unterscheiden kann, d.h. Mächtigkeit eines Verfahrens, richtig Positive und falsch Negative von falsch Positiven und richtig Negativen zu unterscheiden.
– Spezifität:	Hierunter verstehen wir die Eignung einer Funktionsgröße für die jeweilige Fragestellung, das Verhältnis von Gesunden mit negativem Testergebnis zur Gesamtzahl der Gesunden.
Von besonderer Bedeutung ist auch die	
– Validität:	Hierunter verstehen wir die Gültigkeit eines Untersuchungsverfahrens zur Erkennung bestimmter Erkrankung, d.h. die Validität bestimmt den passenden Test für die passende Erkrankung.

Tab. 15 Gütekriterien in der Ergometrie.

sein (Tab. 15). Diese Kriterien sind für eine kritische Interpretation und Beurteilung der Meßdaten von Bedeutung. Die entsprechenden Angaben zu den Gütekriterien sollten bekannt sein. Aus der Literatur ergeben sich folgende Anhaltszahlen:

Reproduzierbarkeit	**(Variationskoeffizient):**
6–8%	für ergometrische Daten allgemein
5–7%	für die Herzfrequenz.

Die **Zuverlässigkeit** umfaßt die intraindividuelle Schwankungsbreite bei wiederholten Untersuchungen. Sie ist für die einzelnen Meßgrößen recht unterschiedlich. Man unterscheidet sogenannte »harte« Meßgrößen (geringe Schwankung über einen Zeitraum) und »weiche« Meßgrößen (stärkere Schwankungen über einen Beobachtungszeitraum). Diese Schwankungen sollten bekannt sein, bevor eine Abweichung des Meßwertes vom Referenzwert als pathologisch bezeichnet wird.
Angaben zur intraindividuellen Variabilität finden sich bei *v. Nieding* (1977) und *Löllgen* (1981).

Für die Beurteilung der Meßgrößen spielt auch die Erfahrung des jeweiligen Untersuchers eine Rolle. Dies betrifft sowohl die Messung selber (z. B. unblutige Blutdruckmessung) als auch die Interpretation. Hier besteht ein Bedarf nach einheitlichen Beurteilungskriterien in der Ergometrie. Für die Beurteilung des Belastungs-EKG wird eine Schwankung von 10% von Untersucher zu Untersucher angegeben. Rechnereinsatz verbessert – zumindest beim Belastungs-EKG – die Zuverlässigkeit. Es bleibt zu hoffen, daß in den nächsten Jahren Absprachen zwischen den einzelnen Disziplinen (Sportmedizin, Klinik, Arbeitsmedizin) erfolgen, die eine Angleichung der Beurteilungskriterien möglich machen.

Weitere Angaben zu Gütekriterien finden sich im Abschnitt »Belastungs-Elektrokardiogramm« (s. S. 56ff.).

Durchführungskriterien (Indikationen, Kontraindikationen und Abbruchkriterien)

Die einzelnen Indikationen zur ergometrischen Untersuchung sind auf Seite 12 aufgeführt. Die relativen und absoluten Kontraindikationen sind in Tabelle 16 enthalten. Allgemein gilt, daß in der ärztlichen Praxis und in arbeits- und leistungsmedizinischen Laboratorien bei Problemanfällen die Indikation eher zurückhaltend gestellt werden sollte. In der Klinik kann man unter entsprechenden Sicherheitsmaßnahmen auch Patienten mit schwereren Erkrankungen belasten. Dies gilt für die Abbruchkriterien (Tab. 17) in ähnlicher Weise. In der Praxis der Arbeitsmedizin wird man bei grenzwertigen Befunden eher abbrechen und eine Wiederholung in der Klinik veranlassen. Natürlich hängen Indikationen und Kontraindikationen auch von der jeweiligen Erfahrung des Untersuchers ab. Die ergometrische Untersuchung wird dann sicherer, wenn eine Monitorkontrolle möglich ist und das EKG fortlaufend mitregistriert wird.

Notfallmaßnahmen, Art und Häufigkeit von Zwischenfällen

In einem relativ geringen Prozentsatz treten bei ergometrischen Untersuchungen leichtere oder schwerwiegendere Komplikationen auf. Sie hängen von der Art und der Erkrankung der untersuchten Probanden sowie vom methodischen Vorgehen ab. Die Tabelle 18 gibt in etwa Richtwerte darüber, welche Komplikationen auftreten können und in welcher Häufigkeit. In der Klinik, wo überwiegend Patienten mit Herzkrankheiten untersucht werden, sind Komplikationen häufiger zu erwarten als in sport- oder arbeitsmedizinischen Laboratorien. Dennoch sollte in jedem Ergometrielabor eine Notfallausrüstung bereit stehen.

Absolute Kontraindikationen zur Ergometrie
Manifeste Herzinsuffizienz Maligner arterieller Hochdruck Aortenklappenstenose Instabile Angina pectoris Schwere Arrhythmie Aneurysmen an Herz und Gefäßen Thrombophlebitiden Akut entzündliche Erkrankungen (Herz, Lunge u. a.) Chronisch aktive Erkrankungen (Leber, Niere, Schilddrüse) Pulmonalhypertonie
Relative Kontraindikationen zur Ergometrie
(Durchführung möglichst unter klinischen Bedingungen) angeborene oder erworbene Vitien Herzinfarkt (Folgestadium) Fixierter arterieller Hochdruck AV-Blockierungen und Schenkelblöcke Schwere Arrhythmie bei früherer Belastung Absolute Arrhythmie Crescendo Angina pectoris Schwere Klappenerkrankung mit Synkopen

Tab. 16 Absolute und relative Kontraindikationen zur Ergometrie.

Abbruchkriterien der Ergometrie	
Relative Kriterien	
Subjektive Symptome:	Schmerzen im Brustkorb, Angina pectoris, Dyspnoe
Objektive Zeichen:	Cyanose
EKG-Befunde:	vermehrt ventrikul. ES – Erregungsleitungsstörungen (Blockierungen, QRS-Verbreiterung) Erregungsrückbildungsstörungen (horizontale ST-Senkung über 0,2mV, monophas. Deformierung)
Hämodynamik:	Frequenzanstieg über die altersentsprechenden Maximalwerte
Abbruchkriterien der Ergometrie	
Absolute Kriterien	
Subjektive Symptome:	Schwindel, Ataxie
EKG-Befunde:	Progrediente Rhythmusstörung polytope ventrikuläre Extrasystolen, Salven von Extrasystolen, Vorhofflattern und -flimmern, ventrikuläre Tachykardie
Hämodynamik:	Systolischer Blutdruckanstieg über 250 mmHg Unzureichender Blutdruckanstieg (weniger als 10 mmHg pro Belastungsstufe) oder Blutdruckfall

Tab. 17 Relative und absolute Abbruchkriterien in der Ergometrie.

Belastungsart	Anzahl der Patienten	Lungenödem	Myokardinfarkt	Defibrillation w. Arrhythmie	Todesfälle	Bedrohliche Komplikationen	
Laufband	4200	–	–	–	–	–	
Kletterstufe	82822	–	1	–	1	2	1:41000
Fahrrad i. Sitzen	218515	2	1	28	5	36	1: 6000
Fahrrad i. Liegen	406748	15	8	24	11	58	1: 7000
Total	717285	17	10	52	17	96	1: 7500
n. Scherer	et al. 1979						

Tab. 18 Komplikationen in der Ergometrie.

Geräte:	Stethoskop Blutdruckmeßgerät Mundspatel Lampe (geladen, funktionstüchtig) Spritzen, Punktionskanülen (1, 2, 12, 14) Stauschlauch evtl.: Intubationsbesteck Beatmungsbeutel und evtl.: Sauerstoffflasche mit Reduzierventil, Absauggerät. Defibrillator
Medikamente:	Infusionslösung (Glukose 5%) Atropin, Alupent Lidocain Natriumbicarbonat als Infusion Nitroglycerin (Spray und Kapseln) Furosemid ß-Blocker (als Ampulle) Verapamil Aminophyllin, Fenoterol-Spray Diazepam Digoxin Dobutamin oder Dopamin als Infusion, Noradrenalin

Tab. 19 Notfallausrüstung.

Notfallausrüstung

Die Tabelle 19 enthält einen Vorschlag für eine Notfallausrüstung einschließlich der notwendigen Medikamente.

Zweckmäßig dürfte es für arbeitsmedizinische Belange sein, einen **Notfallkoffer** bereitstehen zu haben. Dieser sollte im Ergometrielabor während der Untersuchungen stationiert sein.

Nach längeren Diskussionen ist heute die Forderung nach einem **Defibrillator** für ergometrische Untersuchungen unumstritten. Gravierende Rhythmusstörungen, die durch die Ergometrie induziert wurden, lassen sich hiermit wirkungsvoll beseitigen. Die Häufigkeit solcher Komplikationen ist gering, doch juristische Argumente lassen den Defibrillator als obligat erscheinen. Natürlich müssen Funktion und Handhabung des Defibrillators regelmäßig überprüft werden, ebenso sollte das Verhalten im Notfall regelmäßig geübt werden.

Verhütung von Komplikationen

Die beste Vorsichtsmaßnahme in der Ergometrie besteht in der sorgfältigen Annamsene und der klinischen Untersuchung. Ein Ruhe-EKG vor der Ergometrie ist obligat. Zu beachten sind die Kontraindikationen und Abbruchkriterien. Durch dieses Vorgehen lassen sich schwerwiegende Zwischenfälle weitgehend vermeiden. Diese Anmerkungen sollen darauf hinweisen, daß durch regelmäßige Weiterbildung des Hilfspersonals im Ergometrielabor die Qualität der Untersuchungen verbessert wird und Komplikationen und Notfälle besser beherrscht werden können.

Beurteilung ergometrischer Meßgrößen

Die Interpretation der Meßergebnisse folgt auch in der Ergometrie den üblichen Kriterien bei der Beurteilung von Meßwerten unter Beachtung von Referenzwerten und deren Standardabweichung. Aufgrund eingehender Diskussionen der letzten Jahre spricht man heute von Referenzwerten anstelle von Normalwerten, da die Definition des Begriffs »normal« umstritten und schwierig ist. Für die tägliche Beurteilung ergometrischer Meßgrößen sind Referenzwerte unentbehrlich. Sie wurden meist an einer Gruppe definiert Gesunder erstellt, hängen aber oft von verschiedenen Einflußgrößen ab und können nicht immer auf alle zu untersuchenden Probanden übertragen werden. Man benutzt für die Beurteilung den Mittelwert und die Standardabweichung (oder besser den Vertrauensbereich). Abweichungen der Meß- von den Referenzwerten um mehr als das Einfache der Standardabweichung (Abb. 4) werden als wahrscheinlich signifikant unterschiedlich bezeichnet, solche um mehr als das Doppelte der Standardabweichung als sicher unterschiedlich. Eine Abweichung zum Positiven hin gilt als Ausdruck eines guten Funktionszustandes (z. B. trainiert), eine solche Abweichung zum Negativen hin gilt als Ausdruck einer Funktionsstörung (z. B. krank) (Abb. 4).

In den letzten Jahren sind auch zusammenfassende statistische und mathematische Verfahren entwickelt worden, um aus mehreren Meßgrößen eine Zahl oder Größe zu entwickeln, mit der die Funktion beurteilt werden kann. Diese Indizes haben sich aber für die Routinediagnostik noch nicht durchgesetzt.

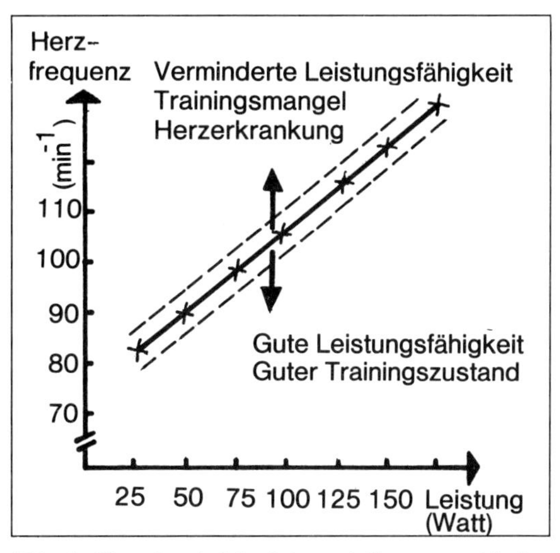

Abb. 4 Vorgehen bei der Interpretation ergometrischer Meßresultate. Kreuze und durchgezogene Linie: Mittelwerte, gestrichelte Linie: Standardabweichung. Einzelheiten siehe Text.

Leistungsfähigkeit

Die Leistung selber stellt eine einfache und zuverlässige Kenngröße der Belastbarkeit und Leistungsfähigkeit dar. Richtwerte für eine Solleistung gibt Abbildung 5 (nach Alter, Geschlecht und Gewicht getrennt). Die dargestellten Regressionen kennzeichnen den 75%-Wert der maximalen Leistungsfähigkeit bei Ergometerarbeit im Sitzen.

Beurteilung

Ausbelastung: Nur wenn der in der Abbildung 5 angegebene Wert (75%) überschritten

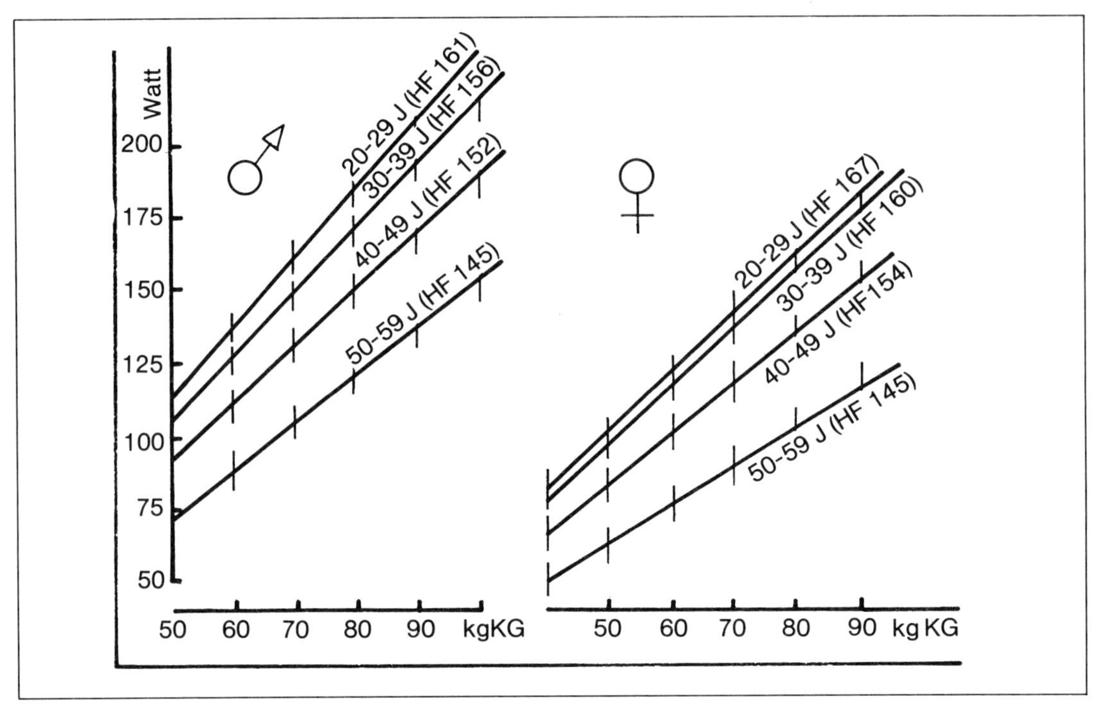

Abb. 5 Nomogramm zur Ermittlung der Belastbarkeit (WHO-Schema). Die dargestellten Geraden kennzeichnen die Belastbarkeit (75% der maximalen Solleistung) in Abhängigkeit von Alter, Geschlecht und Gewicht.

ist, kann eine Ausbelastung angenommen werden. Nach Möglichkeit sollten bei einem maximalen Belastungstest weitere 20% an Belastungsintensität erzielt werden. Bei submaximalen Tests genügen die angegebenen 75%. Als grober Richtwert gilt, daß ein Proband von 70 kg bis zum 60. Lebensjahr 100 Watt oder mehr erreichen sollte. Für Frauen gelten 75 Watt als Grenzwert. Weitere Referenzwerte für die Solleistung sind im Anhang, Tab. 1 aufgeführt.

Belastbarkeit: Liegt die erreichte Leistung über der Norm, ist ein guter Trainingszustand bzw. eine gute Leistungsfähigkeit anzunehmen. Schwerwiegende Erkrankungen des kardiopulmonalen Systems erscheinen weniger wahrscheinlich, sind allerdings nicht ausgeschlossen. Auch Patienten mit einer Aorteninsuffizienz sind mitunter gut belastbar, wenn die Insuffizienz noch kompensiert ist. Bei einem Patienten mit Verdacht auf eine koronare Herzkrankheit kann bei einer Leistung von 125 Watt und mehr eine Mehrgefäßbeteiligung mit großer Wahrscheinlichkeit ausgeschlossen werden.

Liegt die Belastbarkeit unter der angegebenen Norm, zeigt dies eine kardiopulmonale Funktionsstörung an. Bei Trainingsmangel werden meist die Normwerte der Leistung erreicht, gleichzeitig finden sich aber erhöhte Werte für Herzfrequenz und Blutdruck.

Daneben deutet eine Leistung unterhalb der Referenzwerte auf eine kardiopulmonale Erkrankung hin, sofern die Mitarbeit des Probanden ausreichend war (dies ist naturgemäß Voraussetzung der Beurteilung der Leistungsfähigkeit). Im Protokoll sollte die Güte der Mitarbeit festgehalten werden.

Von der erreichten Leistung kann auch auf die Belastbarkeit bei Arbeiten des täglichen Lebens geschlossen werden (s. Abb. 6). Ausführliche Tabellen finden sich bei *Hollmann* u. Mitarb. (1980).

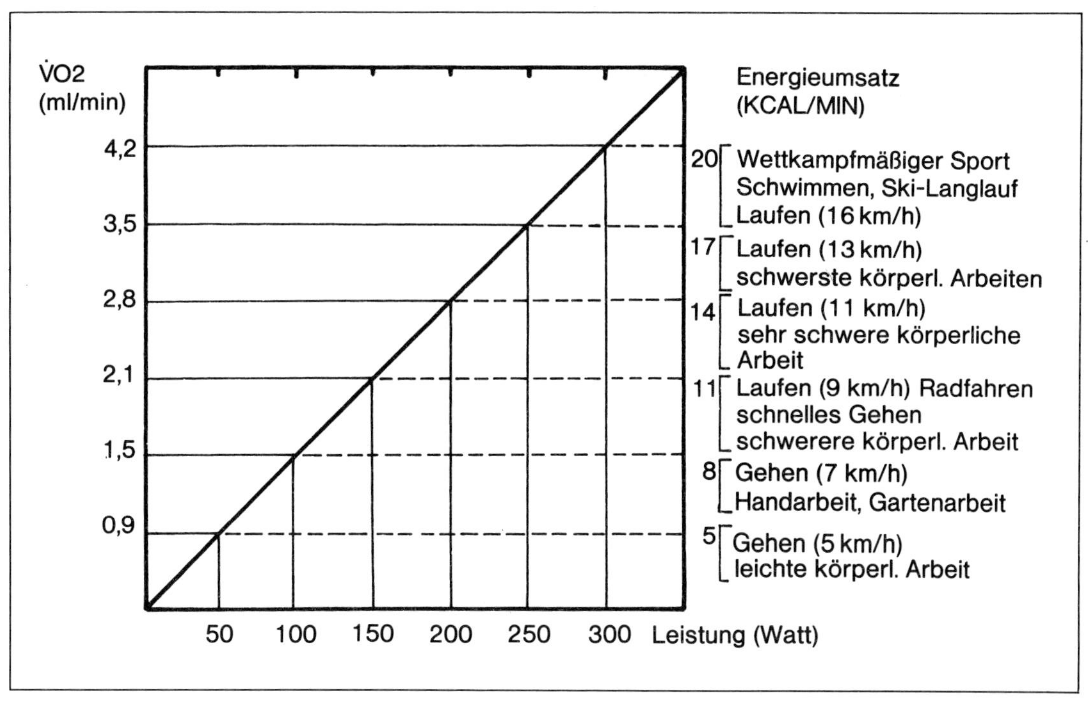

Abb. 6 Schema zum Umrechnen ergometrischer Daten in die Belastbarkeit im täglichen Leben (modifiziert nach *Åstrand*).

Herzfrequenz

Einflußgrößen: Das Verhalten der Herzfrequenz in Ruhe und während Belastung wird beeinflußt durch Alter, Größe und Gewicht, durch den Trainingszustand und das Geschlecht, durch klimatische, psychische und mentale Belastungen sowie durch die Art der Arbeit.
Referenzwerte für das Herzfrequenzverhalten sind von verschiedenen Autoren für unterschiedliche methodische Ansätze mitgeteilt worden. Weit verbreitet sind die im Anhang, Tabelle 2, aufgeführten Referenzwerte. Sie haben sich im eigenen Labor auch bei etwas variabler Methodik recht bewährt.

Maximale Herzfrequenz

Für die maximale Herzfrequenz gilt als normaler Referenzwert die Formel: 220 – Alter (in J.). Der submaximale entsprechende Referenzwert entspricht 85% davon, nämlich

200 – Alter.

Nach allgemeiner Übereinstimmung gilt eine Ausbelastung als erreicht, wenn 85% oder mehr der maximalen Herzfrequenz erreicht wurde. Dieser Wert (200 – Alter) wäre demnach die untere Grenze der Ausbelastung. Anzustreben als Ausbelastungskriterium wäre aber die maximale Herzfrequenz, nämlich 220 – Alter. Weitere altersabhängige Referenzwerte für die maximale Herzfrequenz sind im Anhang, Tabelle 3, dargestellt. Sie stammen aus großen europäischen und amerikanischen Untersuchungsreihen. Bei der Interpretation ist zu beachten, daß diese Maximalwerte im Einzelfall erheblich schwanken können. Ein 40jähriger Mann kann sowohl bei 200/min als auch bei 176/min ausbelastet sein. Nur eindeutige Abweichungen können daher diagnostisch verwertet werden. Die gleichzeitig erbrachte Leistung sollte in jedem Fall mitberücksichtigt werden (Anhang, Tab. 3).

Submaximale Herzfrequenz

Für das Frequenzverhalten bei submaximaler Belastung gelten die gleichen Überlegungen, wenngleich die Schwankungen weniger groß sind. Die entsprechenden Referenzwerte sind im Anhang, Tabelle 2 u. 3 aufgeführt.
Im Einzelfall sollte es dem jeweiligen Labor überlassen sein, welche Referenzwerte für die Beurteilung herangezogen werden. Dies hängt nicht zuletzt vom methodischen Vorgehen ab. In speziellen Fällen kann es sinnvoll sein, eigene orientierende Referenzwerte zu erstellen und, daran anlehnend, Referenzwerte aus der Literatur zu wählen. Andererseits wäre es wünschenswert, daß möglichst viele Ergometrielabors sich auf die gleichen Referenzwerte verbindlich einigen könnten. Man wird dies am ehesten in der Arbeitsmedizin erwarten können, wo eine Untersuchungsmethodik eingeführt wurde (s. u.), die inzwischen weit verbreitet ist. Gleiche Referenzwerte in verschiedenen Labors würden zu einer erheblich verbesserten Vergleichbarkeit beitragen. Dies wäre für Verlaufsbeobachtungen oder gutachterliche Fragestellungen von Bedeutung. Diese letztgenannten Überlegungen gelten sinngemäß für alle weiter zu besprechenden Meßgrößen.

Interpretation des Herzfrequenzverhaltens

Belastungsadäquate Reaktion

Liegen die Herzfrequenzwerte bezogen auf die Leistung im Referenzbereich, kann eine normale Belastbarkeit angenommen werden. Erkrankungen des kardiopulmonalen Systems können dabei nicht sicher ausgeschlossen werden, die Funktion muß als normal bezeichnet werden.

Gesteigerte Frequenzwerte

Wird die submaximale oder maximale Herzfrequenz bereits auf einer niedrigen Belastungsstufe (im Vergleich zu den Sollwerten) erreicht, so spricht dies für einen Trainingsmangel. Ein hyperkinetisches Syndrom ist ebenfalls durch eine überschießende Frequenzreaktion gekennzeichnet, oft verbunden mit einer vergrößerten Blutdruckamplitude. Bei Patienten mit anamnestischen Hinweisen auf eine kardiopulmonale Erkrankung zeigen hohe Frequenzwerte bei geringer Leistung eine eingeschränkte Funktion an, bedingt durch eine Erkrankung. Solche Reaktionen finden sich bei
- Hyperthyreose,
- Cor pulmonale,
- Anämie,
- Herzinsuffizienz,
- Myokarderkrankungen (primäre).

Die weitere Differenzierung muß anhand klinischer und weiterer funktionsdiagnostischer Maßnahmen erfolgen.

Bradykarde Frequenzreaktion

Ein Unterschreiten der Referenzwerte für die Herzfrequenz weist, sofern eine ausreichende Mitarbeit gewährleistet ist, auf einen guten Trainingszustand hin, vor allem dann, wenn gleichzeitig eine relativ hohe Leistung erbracht wird. Zu beachten ist, daß unter Medikamenteneinfluß, vor allem unter Beta-Rezeptoren-Blockade, ebenfalls eine bradykarde Reaktion eine gute Leistungsfähigkeit vortäuschen kann.
Schließlich findet sich bei 10% aller Patienten mit einer koronaren Herzkrankheit eine sogenannte bradykarde Frequenzreaktion. Die Genese ist nicht eindeutig geklärt. Auch hier gilt, daß eine sichere Interpretation unter Berücksichtigung der klinischen Angaben folgen muß.
Abschließend sei nochmals darauf hingewiesen, daß Abweichungen der Herzfrequenz von den Referenzwerten sowohl eine normale

physiologische Variante darstellen können, wie auch einen pathologischen Zustand. In jedem Fall benötigt man zur sicheren Beurteilung anamnestische und klinische Angaben.

Herzfrequenz – Abgeleitete Meßgrößen

W 150

Eine bewährte und weit verbreitete Meßgröße stellt die physical working capacity (W_{170}, W_{150}) dar. Hierunter versteht man die Leistung in Watt, die bei einer Pulsfrequenz von 170/min bzw. 150/min erbracht wird. Da bei älteren Personen die Frequenz von 170/min nur selten in submaximalen Tests erreicht wird, wird die Bestimmung der W_{150} bevorzugt.

Die Ermittlung der W_{150} setzt mindestens drei Belastungsstufen voraus, deren Intensität so sein soll, daß bei zweien eine Herzfrequenz um 150/min erreicht wird. Anschließend ermittelt man graphisch (vgl. Abb.25) die W_{150}. Dabei trägt man in einem Koordinatensystem die Herzfrequenz gegen die Leistung auf und extra- oder intrapoliert die Werte. Der Schnittpunkt der Geraden mit der Frequenz 150 gibt die Leistung in Watt an. Liegen die höchsten gemessenen Frequenzwerte weit unter 150/min, so steigt die Ungenauigkeit an. Die W_{150} läßt sich auch rechnerisch ermitteln, man folgt der in Tabelle 20 angegebenen Formel.

Die zugehörigen Referenzwerte sind im Anhang, Tabelle 4, angeführt. Abweichungen um 20% oberhalb des Sollwertes zeigen einen guten Funktionsstand an, solche um 20% unterhalb des Sollwertes eine eingeschränkte Leistungsfähigkeit. Bei Patienten und Probanden über 60 Jahren ist die W_{150} weniger zuverlässig.

$$W_{150} = W_1 + (W_2 - W_1) \cdot \frac{P - P_1}{P_2 - P_1}$$

W_1 = Wattstufe bei Pulsfrequenz P_1
W_2 = Wattstufe bei Pulsfrequenz P_2
P = angestrebte Pulsfrequenz (z.B. 150 bei W_{150})

W_1 und W_2 sollten so groß sein, daß P_1 und P_2 in der Nähe der angestrebten Pulsfrequenz P liegen.
W_2 ist die höchste, W_1 die zweithöchste Belastungsstufe.

Tab. 20 Berechnung der W_{150}.

Dauerleistungsfähigkeit

Ein weiteres Maß der Leistungsfähigkeit ist die Dauerleistungsgrenze. Man versteht hierunter die Herzfrequenz, mit der theoretisch eine langdauernde Belastung, über Stunden, ohne wesentliche Ermüdung durchgeführt werden kann. Die entsprechenden Frequenzwerte betragen etwa 50% der maximalen Herzfrequenz. Als Richtgröße gilt bei Probanden unter 50 Jahren eine Herzfrequenz von 130/min.

Maximale Sauerstoffaufnahme (Indirekte Bestimmung)

Zwischen Herzfrequenz und Sauerstoffaufnahme ($\dot{V}O_2$) besteht eine annähernd lineare Beziehung, aufgrund derer sich aus mehreren Herzfrequenzwerten bei submaximaler Belastung die maximale Sauerstoffaufnahme abschätzen läßt. Aus einem Nomogramm (*Åstrand*) (Abb. 7) läßt sich die maximale Sauerstoffaufnahme ablesen. Die Fehlerbreite liegt bei etwa 15%, sie wird geringer, wenn die Pulsfrequenzwerte hoch sind. Sollwerte finden sich bei *Hollmann* u. Mitarb. (1980).

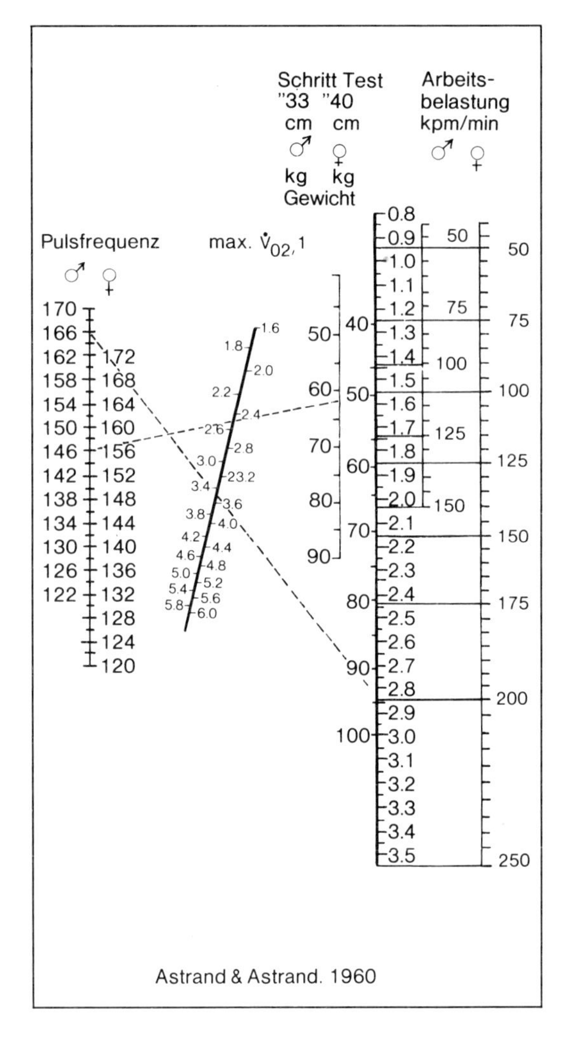

◀ **Abb. 7 Nomogramm (n. *Åstrand*) zur Ermittlung der maximalen Sauerstoffaufnahme (max. $\dot{V}_{O_2}$) aus Herzfrequenzwerten bei submaximaler Arbeitsbelastung. Die Sauerstoffaufnahme (markierte senkrechte Linie rechts) wird bei dieser Arbeit vom Körpergewicht (»step tests«) oder von der Arbeitsintensität (bei Fahrradergometerbelastung) bestimmt bzw. berechnet. Bei 150 Watt liegt somit die Sauerstoffaufnahme bei 2,12 l/min für männliche Versuchspersonen. Den gleichen Wert erhält man beim »step test« mit männlichen Versuchspersonen, die 69 kg wiegen (weibl. etwa 85 kg). Beträgt der Puls bei 200 Watt 166 für männl. VP, so wird die maximale Sauerstoffaufnahme mit 3 l/min errechnet. Bei Personen über 30 Jahre ist der Wert gemäß anhängender Tabelle zu korrigieren. Ist die maximale Pulsfrequenz bekannt, so wendet man statt dessen den entsprechenden Faktor aus der Tabelle an:**

Alter	Faktor	max. Puls	Faktor
25	1,00	210	1,12
35	0,87	200	1,00
40	0,83	190	0,93
45	0,78	180	0,83
50	0,75	170	0,75
55	0,71	160	0,69
60	0,68	150	0,64

Arterieller Blutdruck

Die **Referenzwerte** für den Blutdruck hängen sehr von den Versuchsbedingungen und den untersuchten Probanden ab. Relativ weit verbreitete Referenzwerte sind im Anhang, Tabelle 5 und 6 sowie in Abbildung 8 angeführt (nach *Kirchhoff* und nach *Hollmann*). Weitere Sollwerte finden sich bei *Ekelund* und *Mellerowicz*.

Die **Grenzwerte**, bei denen ein Abbruch indiziert ist, seien noch angeführt: systolischer Druck von 250 mmHg bei Belastung im Liegen.

Beurteilung:

Das Druckverhalten während Belastung ist entweder belastungsadäquat oder über die Referenzwerte gesteigert. Liegt der Blutdruck in Ruhe im Normbereich und steigt der (systolische) Druck während Belastung über die Norm, so liegt eine latente arterielle Hypertension vor. Sie ist kontroll- und ggf. therapiebedürftig. Ist der Blutdruck in Ruhe bereits erhöht, wird geprüft, ob er unter Belastung weiter ansteigt und in welchem Ausmaß bzw. auf welcher Belastungsstufe ein weiterer Anstieg beobachtet wird. Die Über-

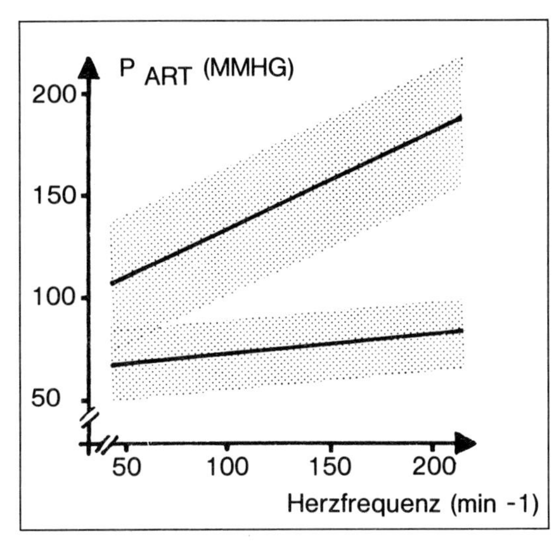

Abb. 8 Referenzwerte für den arteriellen Blutdruck (nach *Ekelund*).

prüfung einer Hochdrucktherapie stellt daher eine wichtige Indikation zur Ergometrie dar. Die Beurteilung muß in jedem Fall aufgrund der individuellen Werte und des Verlaufs erfolgen.
Auch statische Belastungen können zu erheblichen Blutdrucksteigerungen führen. Sie werden aber durch die Ergometrie nicht erfaßt, ein Rückschluß vom Blutdruckverhalten bei der Ergometrie auf die Alltagssituation ist nicht immer ausreichend zuverlässig.
Ein **unzureichender Blutdruckanstieg** während Belastung gilt als Zeichen einer gestörten kardialen Funktion, man wird in einer solchen Situation (Blutdruckanstieg um weniger als 10 mmHg bei einer Belastungssteigerung um 25 Watt) die Belastung abbrechen, ebenfalls bei einem Blutdruckabfall während Belastung. Solche Reaktionen werden selten beobachtet. Sie sind stets Ausdruck organischer Herzerkrankungen.

Doppelprodukt (Systolischer Blutdruck x Herzfrequenz)

Unter dem Doppelprodukt versteht man das Produkt aus systolischem Blutdruck und Herzfrequenz. Diese Meßgröße ist recht alt, doch wurde sie wieder aktuell, nachdem Berechnungen gezeigt haben, daß das Doppelprodukt zum myokardialen Sauerstoffverbrauch recht gut korreliert.
Diese Beziehung gilt aufgrund physiologischer Überlegungen nur begrenzt, für die Routinediagnostik hat sich dennoch dieses Produkt bei bestimmten Fragen bewährt. Zu beachten ist, daß in die Bestimmung des Doppelproduktes die Fehler und Streuungen der Herzfrequenz und des Blutdruckes in unkontrollierter Weise eingehen. Abweichungen können aufgehoben werden oder – in der Mehrzahl der Fälle – additiv gesteigert werden. Referenzwerte sind im Anhang, Tabellen 7 und 8 angegeben, auf eine relativ hohe individuelle Streuung muß hingewiesen werden. Bewährt hat sich die Meßgröße bei Verlaufsbeurteilungen im Einzelfall, sei es bei Langzeitkontrollen oder bei therapeutischen Maßnahmen.
Eine Zunahme des Doppelproduktes deutet eine Verschlechterung der kardiovaskulären Funktion an, eine Abnahme in der Regel eine Verbesserung.

Blutgasanalyse

Sauerstoffpartialdruck (PaO_2)

Während körperlicher Arbeit beobachtet man zu Beginn einen Abfall des PaO_2 um einige Torr, nach etwa 3 Min. wird dann ein konstanter Wert erreicht, der als repräsentativ angesehen werden kann. Bei längerer Belastung auf einer oder mehreren Belastungstufen werden drei Reaktionsmuster beschrieben: der Sauerstoffpartialdruck bleibt gleich, fällt ab oder steigt an.
Ein **Anstieg** des PaO_2, vor allem bei niedrigen Belastungsstufen, weist auf reversible Belüftungsstörungen hin, also auf eine gestörte Zuordnung von Ventilation und Perfusion in der Lunge. Ein Abfall um mehr als 5 mmHg unter die altersentsprechenden Referenzwerte (Abb. 9) wird als pathologisch an-

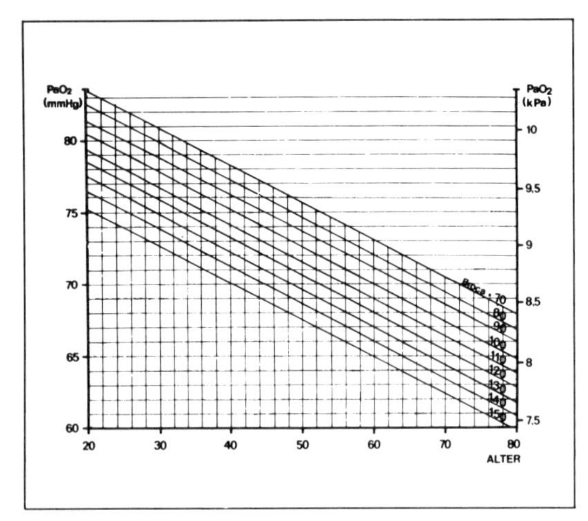

Abb. 9 Grenzwerte des arteriellen Sauerstoffpartialdruckes in Abhängigkeit vom Broca-Index. Die zugehörige Formel lautet:
PaO_2 (mmHg) = 109.4 – 0.26 Alter – 0.098 Broca – 14.14.
Diese Formel ergibt nach Abzug von 14.14 (s. o.) den unteren Grenzwert des Referenzbereiches an. (Abb. und Formel nach *Ulmer* 1976).
Formel zur Berechnung des Broca-Index:

$$\frac{\text{Körpergewicht (kg)}}{\text{Körpergröße (cm)} - 100} \cdot 100$$

gesehen. Ein kontinuierlicher Abfall auf mehreren Belastungstufen gilt dann als pathologisch, wenn der Abfall 5 mmHg übersteigt. Mitunter beobachtet man nur einen Abfall auf der ersten Belastungsstufe. Dieser Verlauf weist auf reversible Belüftungsstörungen hin und gilt nicht als pathologisch.

Bedeutung des PaO_2-Abfalls

Vom Abfall des PaO_2 kann nicht auf den zugrunde liegenden Mechanismus geschlossen werden. Differentialdiagnostisch kommen eine Hyperventilation in Ruhe vor Versuchsbeginn, eine Diffusionsstörung sowie irreversible Belüftungsstörungen bei obstruktiven Atemwegserkrankungen in Frage. Weitere Lungenfunktionsgrößen sind für eine Differenzierung erforderlich.

Arterieller Kohlensäurepartialdruck ($PaCO_2$)

Der $PaCO_2$-Druck bleibt in der Regel bei leichter Belastung unverändert, fällt bei mittelschwerer Belastung gering und bei erschöpfender Belastung deutlich ab. Der arterielle Kohlensäurepartialdruck spiegelt bei höherer Belastung den Anstieg des Atemminutenvolumens wieder.

Ein Anstieg während Belastung über 45 mmHg ist sicher pathologisch. In diesen Fällen nimmt gleichzeitig der arterielle Sauerstoffpartialdruck ab. Es handelt sich somit um eine globale Insuffizienz des respiratorischen Gasaustausches. Diese Konstellation wird überwiegend bei fortgeschrittenen Lungenerkrankungen beobachtet. Bei Probanden, wie sie in der Arbeitsmedizin untersucht werden, findet sich eine solche Konstellation, insbesondere ein pathologischer $PaCO_2$-Anstieg selten.

pH-Wert

Der arterielle pH-Wert ist ein Maß der Säuerung des Blutes und stellt die Wasserstoff-Ionenkonzentration im Blut dar. Der pH-Wert hängt bei Belastung von der metabolischen Azidose ab, wie von der Atmung (respiratorische Komponente). Zu Beginn einer Überlastung fällt der pH-Wert nur gering ab. Werden 60 bis 70% der maximalen Leistungsfähigkeit überschritten, so fällt der pH-Wert deutlich ab, in der Regel bei Ausbelastung unter 7.25. Eine stärkere Azidose bei geringer Leistung zeigt eine eingeschränkte Leistungsbreite an.
Normalwerte hängen sehr von methodischen Bedingungen während der Ergometrie ab. Referenzwerte sind im Anhang, Tabelle 9, aufgeführt.

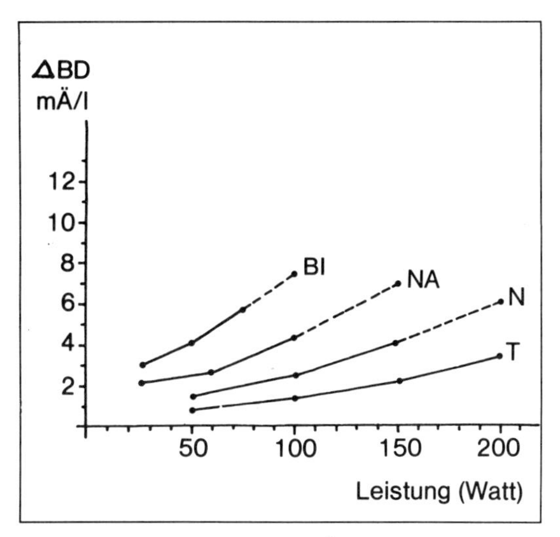

Abb. 10 Referenzwerte für die Änderung des Basenexcesses (Ruhe zu Belastung) bei 4 verschiedenen Gruppen. N: Normalpersonen, T: Trainierte Probanden, BI: Patienten mit Herzinsuffizienz, NA: Probanden mit neurozirkulatorischer Asthenie (Hyperkinetisches Syndrom).
Der Variationskoeffizient liegt um 10%.
(△ BD: Änderung des Basenexcesses vom Ausgangswert).

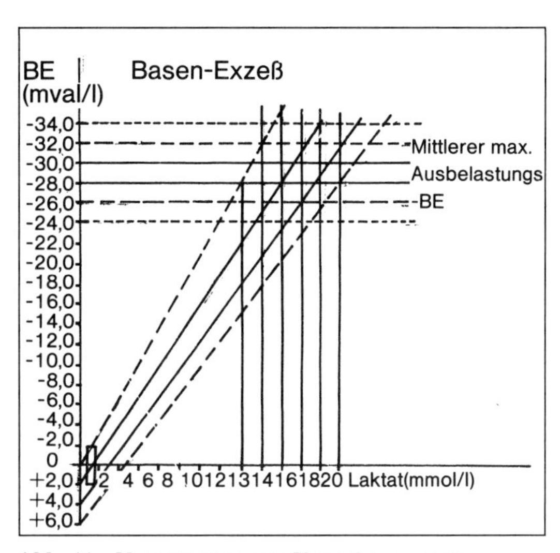

Abb. 11 Nomogramm zum Umrechnen von Basen-Excess in Laktat (aus *Hollmann/Hettinger*, Schattauer-Verlag 1976).

Basenexzeß (BE)

Im Gegensatz zum pH-Wert wird der Basenexzeß weniger von der respiratorischen Situation beeinflußt. Es spiegelt die metabolische Azidose wieder. Zu Beginn einer Belastung nimmt der BE nur gering ab, erst nach Überschreiten der anaeroben Schwelle (60-70% der maximalen Leistungsfähigkeit) fällt er deutlicher ab. Referenzwerte sind im Anhang, Tabelle 9, angegeben.

Es gilt, daß der BE mindestens -5 mmol/l unterschreiben sollte, bevor eine Ausbelastung angenommen werden kann. Die Werte bei maximaler Belastung liegen bei -12mmol/l (Anhang, Tab. 10).

Beurteilung: Wie bei den übrigen Funktionsgrößen gilt, daß ein Basenexzeßabfall unter die Referenzwerte bei geringer Leistung Ausdruck einer eingeschränkten Leistungsfähigkeit ist und umgekehrt. Bei Patienten wird oft die Belastung wegen anderer Gründe (Angina pectoris, Dyspnoe) abgebrochen, bevor ein Basenexzeß von -5 mmol/l erreicht wird (vgl. auch Abb. 10).

Für arbeitsmedizinische Untersuchungen läßt sich der BE als aussagekräftige Größe zur Routinediagnostik empfehlen. Wichtig ist auch die Leistung (in Watt) bei einem BE von -5 mmol/l. Dieser Wert kennzeichnet die anaerob/aerobe Schwelle, eine bedeutsame Kenngröße der Leistungsfähigkeit. Diese Größe ermöglicht auch bei submaximalen Belastungen eine recht zuverlässige Beurteilung der Leistungfähigkeit. Die Bestimmung des BE ist von der Mitarbeit des Probanden unabhängig und weniger Einflüssen unterworfen als die Herzfrequenz.

BE und Laktat

Die Bestimmung des BE erlaubt einen Rückschluß auf das Verhalten des Blut-Laktates, da zwischen beiden Größen eine gute und enge Beziehung besteht (Abb. 11).

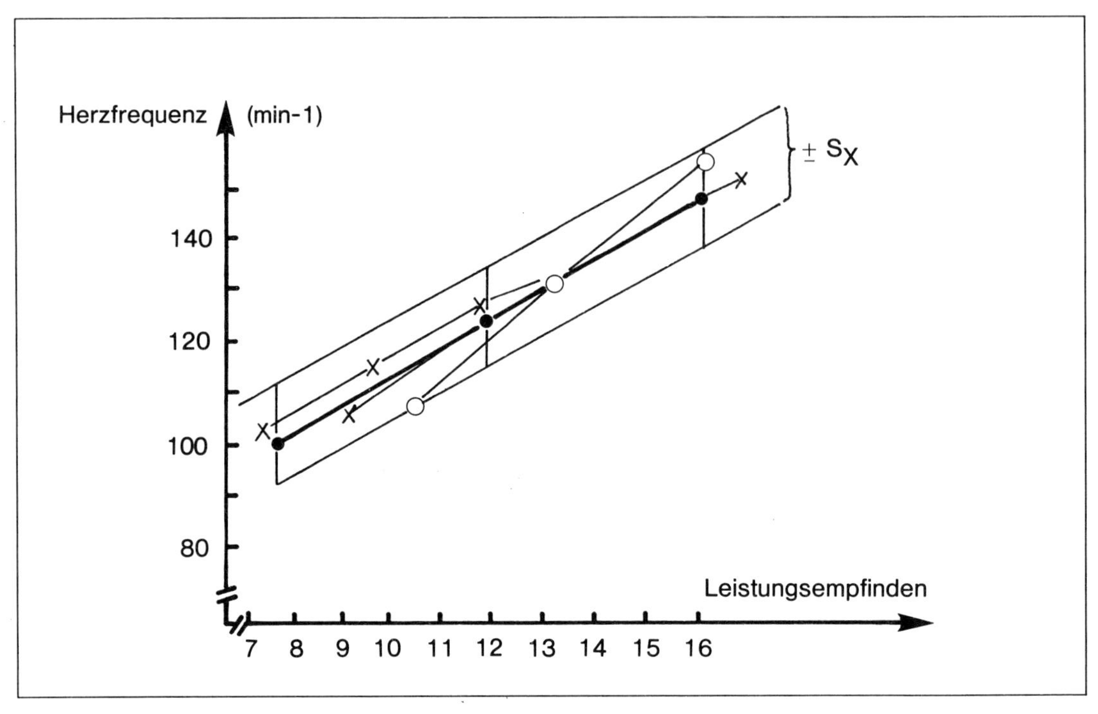

Abb. 12 Streubereich der Werte für das Leistungsempfinden in Abhängigkeit von der erzielten Herzfrequenz bei Belastung (n. *Löllgen*, 1977).

Leistungsempfinden (RPE)

Das subjektive Empfinden (Beanspruchung) einer vorgegebenen physikalischen Leistung (Belastung) läßt sich mit dem Parameter Leistungsempfinden erfassen und beurteilen. Das Leistungsempfinden geht der Leistung und der Herzfrequenz weitgehend parallel. Methodische Aspekte des Leistungsempfindens sind in den letzten Jahren eingehend untersucht worden (*Löllgen*, 1977; *Pandolf*, 1978). Erwartungsgemäß steigt das Leistungsempfinden mit zunehmendem Alter an. Referenzwerte sind in Abb. 12 und im Anhang, Tabelle 11, aufgeführt.

Hohe Leistungsempfindungswerte zeigen bei geringer Leistung eine eingeschränkte Belastbarkeit und Leistungsfähigkeit an, niedrige Werte bei hoher Belastung eine gute Leistungsfähigkeit. Bei gutachterlichen Untersuchungen werden mitunter hohe Werte trotz fehlender Ausbelastungszeichen angegeben und deuten auf eine unzureichende Mitarbeit hin.

Bedingt durch die Dyspnoe empfinden Patienten mit Atemwegs- oder Lungenkrankheiten eine Leistung als anstrengender als Normalpersonen, ähnlich reagieren Patienten mit koronarer Herzkrankheit. Umgekehrt schätzen Personen mit einem hyperkinetischen Syndrom oder funktionellen Herzbeschwerden das Leistungsempfinden geringer ein als Normalpersonen.

Eine weitere Bedeutung des Leistungsempfindens liegt darin, daß der Proband, wie auch sonst bei medizinischen Untersuchungen, seine Empfindungen unmittelbar äußern kann.

Schließlich zählt das Leistungsempfinden zu den Ausbelastungs- und Abbruchkriterien.

Ausbelastungskriterien

Abschließend seien noch einmal die Ausbelastungskriterien dargestellt, wie sie für die einzelnen Meßgrößen empfohlen werden:

– Leistung	über 75% der Solleistung (Abb. 4)
– Herzfrequenz	200 – Alter
– Syst. Blutdruck	250mmHg
– Blasenexzeß	unter – 12mmol/l
– pH-Wert	unter 7.25
– Leistungsempfinden	über 16.

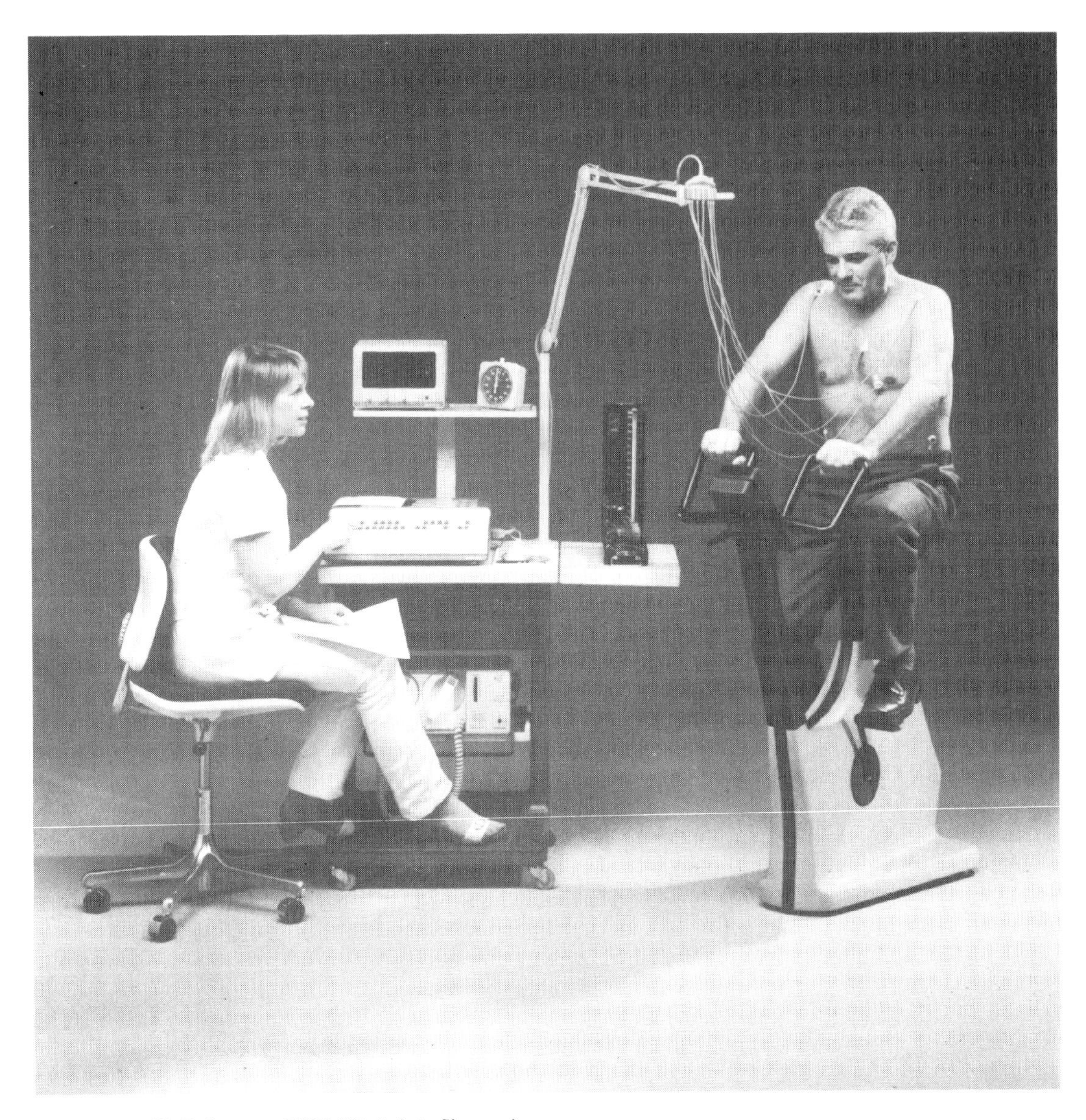

Arbeitsplatz für Belastungs-EKG (Werksfoto Siemens)

Belastungs-EKG

Das Belastungs-EKG als Teil einer kardiopulmonalen Funktionsprüfung dient:

- zum Nachweis einer möglichen koronaren Herzerkrankung und deren Ausmaß,
- zum Nachweis möglicher Rhythmusstörungen,
- zur Verlaufskontrolle bei medikamentösen, physikalischen und chirurgischen Behandlungsverfahren.

Pathophysiologische Grundlagen

Bei dem Nachweis einer koronaren Herzerkrankung wird durch den Belastungsversuch der Sauerstoffbedarf des Herzens durch die körperliche Arbeit gesteigert. Mittels des Belastungs-EKG wird festgestellt, ob die Sauerstoffversorgung dem erhöhten Sauerstoffbedarf genügt. Ist das Sauerstoffangebot geringer als der Sauerstoffbedarf, tritt im EKG eine Ischämiereaktion ein. Da bei einer koronaren Herzerkrankung die koronare Durchblutung entscheidend von der Einengung der Herzkranzgefäße mitbestimmt wird, findet sich eine Ischämiereaktion im Belastungs-EKG dann, wenn der Gefäßquerschnitt der Herzkranzgefäße an einer oder mehreren Stellen hochgradig, d. h. über 70%, eingeengt ist.

Die Ischämiereaktion im Belastungs-EKG beruht auf ungleichmäßigen Erregungsrückbildungen in den verschiedenen Herzabschnitten. Diese Repolarisationsstörungen führen zu einer Veränderung der ST-Strecke im EKG. Eine ST-Streckensenkung wird dann ischämisch bezeichnet, wenn sie horizontal oder deszendierend gesenkt verläuft.

Methodische Anmerkungen

Auf wesentliche methodische Bedingungen wurde in den ersten Abschnitten bereits hingewiesen. Die Qualität des Belastungs-EKG hängt wesentlich von der sorgfältigen Elektrodenanlage ab. Weiterhin wird das Belastungs-EKG um so ergiebiger, je höher die Ausbelastung ist. Anzustreben ist eine Ausbelastung von 85% der altersentsprechenden maximalen Herzfrequenz. Zusätzlich sollte auf das Erreichen einer altersentsprechenden Solleistung geachtet werden.

Für die Wahl der Ableitung gilt, daß vor allem die links präkordialen Ableitungen am zuverlässigsten eine Ischämiereaktion wiederspiegeln. Kann man nur eine Ableitung registrieren, so empfiehlt sich bei bipolarer Ableitung die Position CC 5 (Elektrode am rechten Thorax in Höhe V 5, 2. Elektrode links Thoraxseite V 5). Daneben wäre eine andere Möglichkeit, Pos. CB 5 (Elektrodenlage an der Spitze der rechten Scapula, 2. Elektrode in V 5), oder Pos. CM 5 (eine Elektrode am Manubrium sterni, die 2. in V 5 Pos.). Besser als eine einzelne Ableitung während Belastung ist die Registrierung mehrerer Ableitungen (Abb. 13). Hier empfehlen

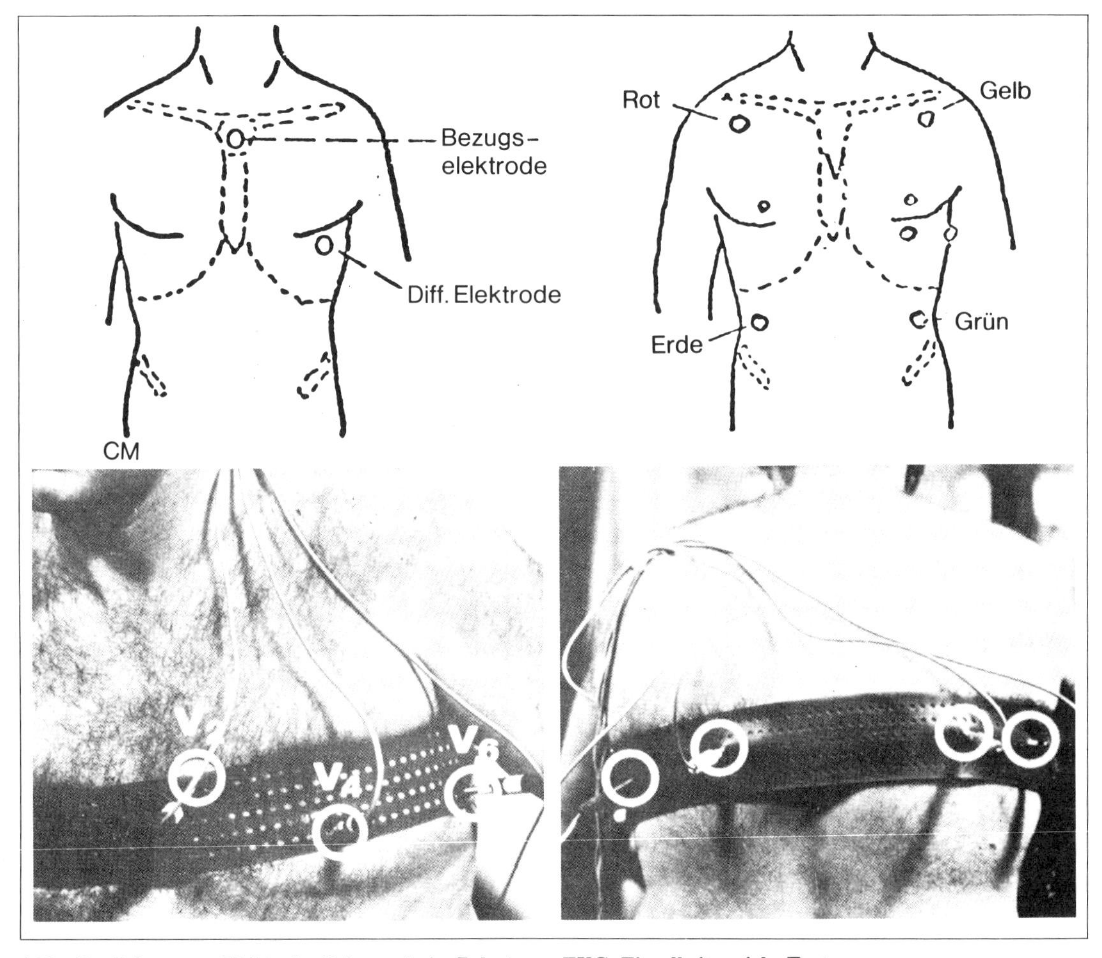

Abb. 13 Schema zur Elektrodenfixierung beim Belastungs-EKG. Einzelheiten siehe Text.

sich die Ableitungen V 2 als rechtspräkordiale Ableitung sowie die Ableitungen V 4 und V 5. Die Ableitung rechtspräkordial (V 2) dient vor allem der Erkennung von Rhythmusstörungen. Eine Ischämiereaktion in den Extremitätenableitungen, vor allem in II, III und aVF, wird in etwa 6 bis 14% der Fälle beobachtet. Falls die Möglichkeit besteht, sollten zumindest bei Belastungsende auch diese Ableitungen kurzfristig mitregistriert werden.

Auf die Vorteile der langsamen Registrierung des Belastungs-EKG während der gesamten Untersuchung (Papiervorschub 5 oder 10 mm/sec) sei an dieser Stelle nochmals hingewiesen.

Rhythmusstörungen und fortschreitende ST-Streckenveränderungen lassen sich hierbei sehr viel zuverlässiger erfassen und zugleich dokumentieren.
Beispiele in den Abbildungen 15, 22, 23, 24.

Das normale Belastungs-EKG

Die Tabelle 21 zeigt mögliche Veränderungen bei einer normalen elektrokardiographischen Reaktion während Belastung. Diese Verän-

P-Welle	Amplitudenzunahme, evtl. Verbreiterung keine Änderung des P-Vektors
PQ-Dauer	geringe Verkürzung
R-Zacke:	Amplitudenabnahme (linkspräkordial)
QRS-Dauer:	unverändert
S-Zacke:	Zunahme der negativen Amplitude (rechtspraekordial); terminaler QRS-Vektor dreht sich nach rechts und oben.
J-Punkt:	Senkung bis 0.1 mV.
ST-Strecke:	rasch ascendierend verlaufende Senkung, Steigung der ST-Strecke nimmt unter Belastung zu (5.4 – 8.8. mV/s).
T-Welle:	Abflachung, oft bis zur isoelektrischen Linie.

Tab. 21 Das normale Belastungs-Elektrokardiogramm.

ST-Senkung (Ischämiereaktion)

horizontal, deszendierend

J-Punkt Senkung um mehr als 0.1 mV
und ST-Senkung um mehr als 0.1 mV

zwischen 0.06 und 0.08 s nach dem J-Punkt

langsam ansteigend
ST-Strecke 0.06 – 0.08 s nach J mehr als
0.2 mV unter der isoelektrischen Linie

J-Punkt-Senkung
Senkung um mehr als 0.2 mV wahrscheinlich pathologisch

ST-Hebung
Patholog. Kriterium: mehr als 0.1 mV
Differentialdiagnose:

ohne voraufgegangenen Infarkt:

proximale Stenose des RIVA
Koronarspasmus (monophas. Deformierung i.S. einer Prinzmetal-Reaktion)

nach abgelaufenem Infarkt:

segmentale Wandbewegungsstörung
(A-, Hypo-, Dyskinesie oder Aneurysma)

Tab. 22 Pathologische Reaktion im Belastungs-EKG.

derungen müssen beachtet werden, wenn eine pathologische Reaktion diagnostiziert werden soll.

Das pathologische Belastungs-EKG

ST-Streckenveränderungen im Belastungs-EKG

ST-Streckensenkung

Die Tabelle 22 zeigt die Kriterien, die heute als pathologisch im Sinne einer Ischämiereaktion bezeichnet werden (Abb. 14). Beispiele in den Abbildungen 15, 16, 19.

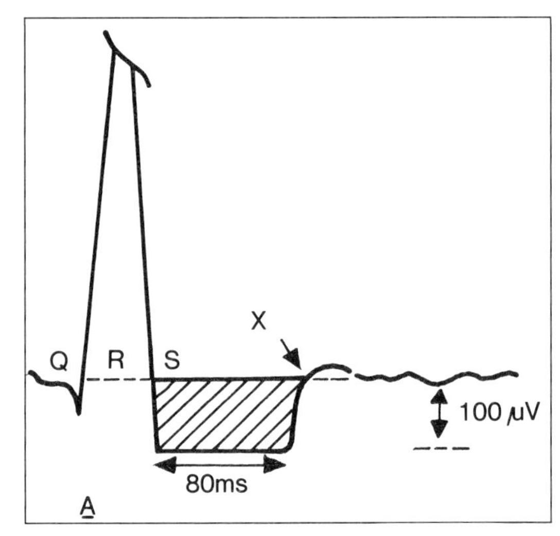

Abb. 14 Schematische Darstellung einer pathologischen ST-Streckensenkung im Belastungs-EKG.

Auch eine träge aszendierende ST-Strecke mit einer Senkung von 0,08 sec. nach J um mehr als 0,2 mV wird in der Regel als pathologisch bezeichnet.

Da bei Frauen häufiger falsch-positive Reaktionen beobachtet werden, sollte man hier die Kriterien etwas strenger fassen und eine Senkung von mehr als 0,15 oder 0,2 mV als sicher pathologisch bezeichnen. Hierunter wird die Zuverlässigkeit des Belastungs-EKG deutlich erhöht.

Vorbestehende ST-Streckenveränderungen erschweren die Beurteilung des Belastungs-EKG. Von einigen Autoren wird eine weitere Senkung um mehr als 0,2 mV als Hinweis auf eine Ischämiereaktion angesehen, dennoch ist dieses Kriterium nicht zuverlässig. Andere Ursachen einer ST-Streckensenkung unter Belastung wie Linkshypertrophie oder Medikamenteneinfluß müssen in jedem Fall ausgeschlossen sein.

Nach einem Herzinfarkt kann trotz bekannter koronarer Herzerkrankung das Belastungs-EKG negativ sein, d. h. eine ST-Streckensenkung wird nicht beobachtet. Dies bedeutet, daß über das infarktbedingte Ausmaß hinausgehend kein Hinweis für eine koronare Mangeldurchblutung vorliegt. Kommt es nach abgelaufenem Infarkt zu ST-Streckensenkungen unter Belastung, spricht dies meist für eine Mehrgefäßerkrankung und sollte Anlaß zu weiterer Abklärung sein.

Auch **nach therapeutischen Maßnahmen,** wie Katheterdilation stenotischer Gefäße oder aortokoronarer Bypass-Operation, dient das Belastungs-EKG zur Kontrolle der Wirksamkeit. Kommt es nach einer solchen Operation oder sonstigen therapeutischen Maßnahmen zu ischämischen Reaktionen im Belastungs-EKG auf niedriger Belastungsstufe, muß eine Verschlechterung der Situation angenommen werden. Nach Bypass-Operation würde dies beispielsweise für einen Verschluß eines oder mehrerer Bypässe sprechen.

ST-Streckenhebung

Eine Hebung der ST-Strecke um mehr als 0,1 mV ist in der Regel eine pathologische Reaktion. Differential-diagnostisch kommt bei

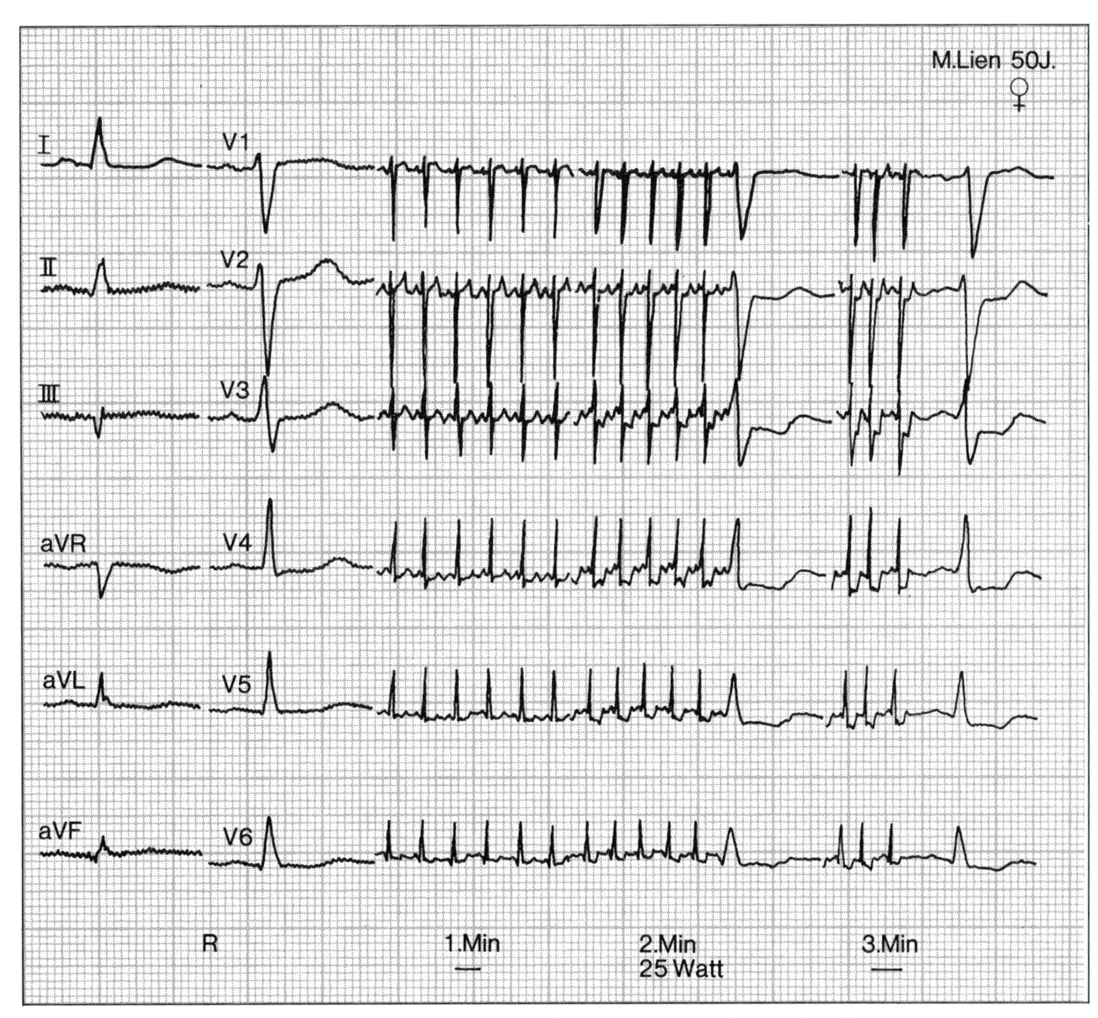

Abb. 15 Pathologische ST-Streckensenkung bei einer 50jährigen Patientin mit einer 3-Gefäßerkrankung. ST-Streckensenkung auch bei langsamem Papiervorschub gut zu erkennen.

fehlendem Infarkt in der Anamnese eine proximale Stenose eines der großen Äste der linken Kranzarterie (Ramus interventricularis anterior) oder ein Koronarspasmus im Sinne einer Prinzmetalreaktion in Frage (siehe Abb. 17). Ist ein Infarkt bereits abgelaufen, so spricht eine ST-Streckenanhebung unter Belastung für eine segmentale Wandbewegungsstörung oder auch für eine Aneurysma im Vorderwandbereich.
Beispiele hierfür in den Abbildungen 18, 19.

R-Zacken – Amplitude

Neben der ST-Streckensenkung wird heute auch eine Amplitudenzunahme der R-Zacke in den linkspräkordialen Ableitungen als Hinweis für eine koronare Minderdurchblutung angesehen. Als Ursache wird eine Funktionsstörung der linken Herzkammer vermutet. Inzwischen liegen zu dieser Frage mehrere Untersuchungen vor, die übereinstimmend zeigen, daß die Amplitudenzunahme ein wei-

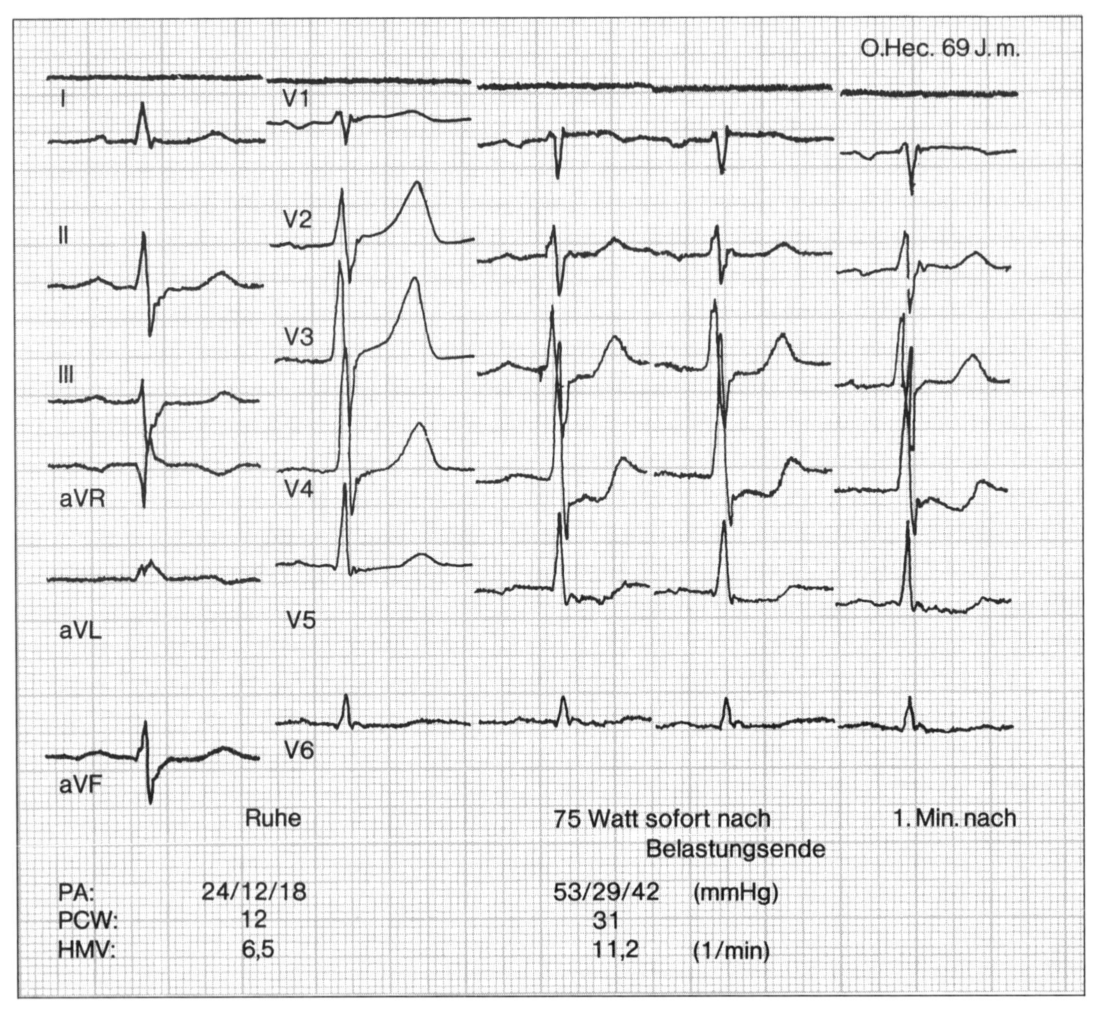

Abb. 16 Pathologisches Belastungs-EKG bei einem 48jährigen Patienten mit 3-Gefäßerkrankung. ST-Streckensenkung im Vorder- und Hinterwandbereich, pathologischer Druckanstieg in PCW-Position während Belastung als Hinweis auf myokardiale Funktionsstörung. Descendierende ST-Strecke nach Belastung.

terer Hinweis für die Diagnose einer koronaren Mangeldurchblutung sein kann.

T- und U-Welle

T-Wellenänderungen während Belastung sind sehr häufig, lassen eine spezifische und richtungsweisende Diagnose jedoch nicht zu. Die negative T-Welle, die positiv wird, oder die positive, die negativ wird, können nicht im Sinne einer koronaren Mangeldurchblutung interpretiert werden. Auch bei Sportlern werden solche T-Negativierungen häufiger beobachtet, in jedem Falle kann dann bei Positivierung der T-Welle von einer funktionellen Komponente ausgegangen werden. Treten während einer Belastung negative U-Wellen auf oder werden positive U-Wellen negativ, so ist dies als Zeichen einer koronaren Ischämie anzusehen. Der Wert dieser Meßgröße wird dadurch eingeschränkt, daß unter

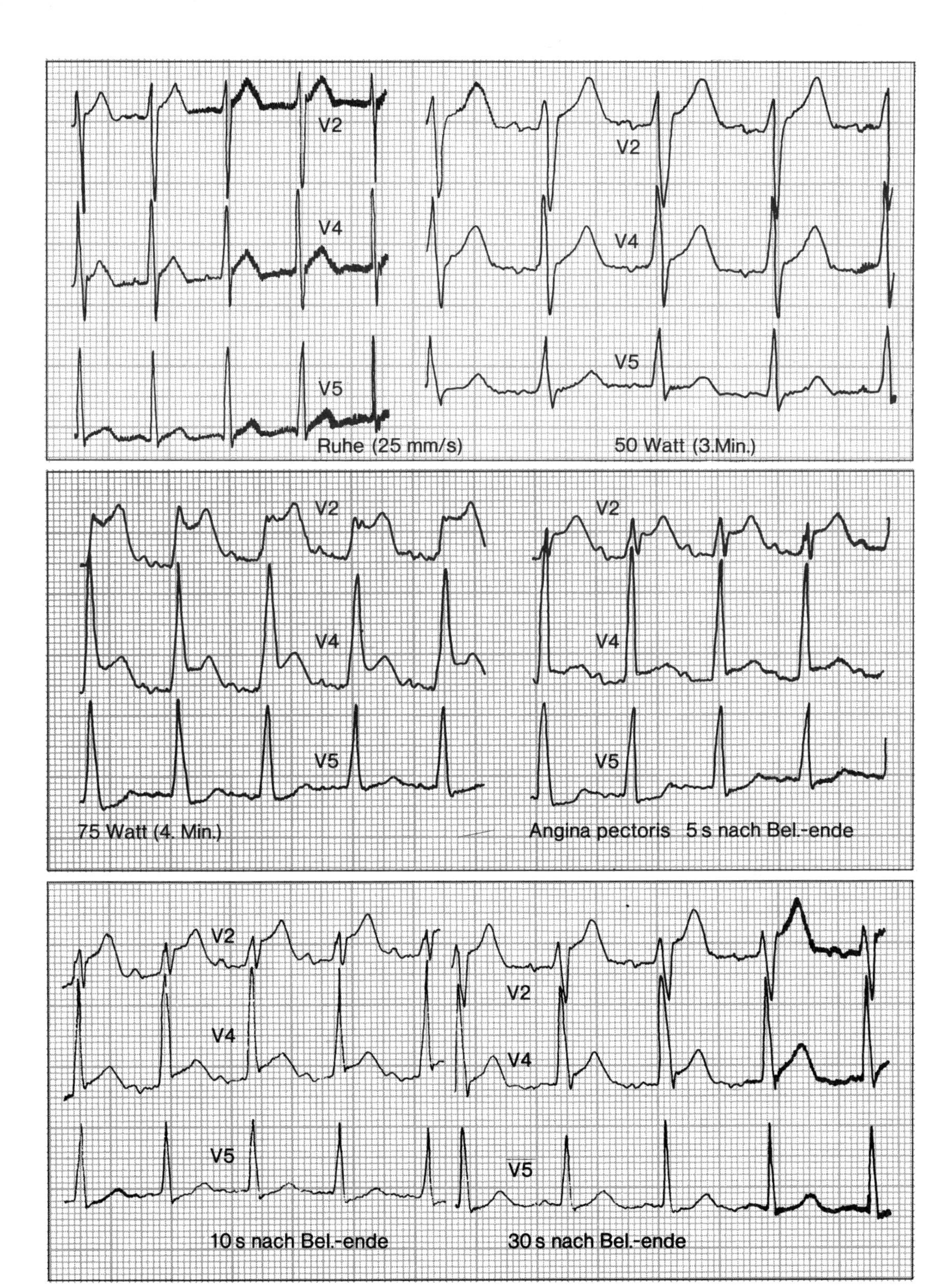

Abb. 17 ST-Streckenhebung bei einem 40jährigen Patienten mit typischer Prinzmetal-Reaktion. Während der Koronarangiographie Koronarspasmus des R. interventrikularis anterior (vollständiger Verschluß). Im Intervall beschwerdefrei. Belastbarkeit mit 175 Watt im Normbereich.

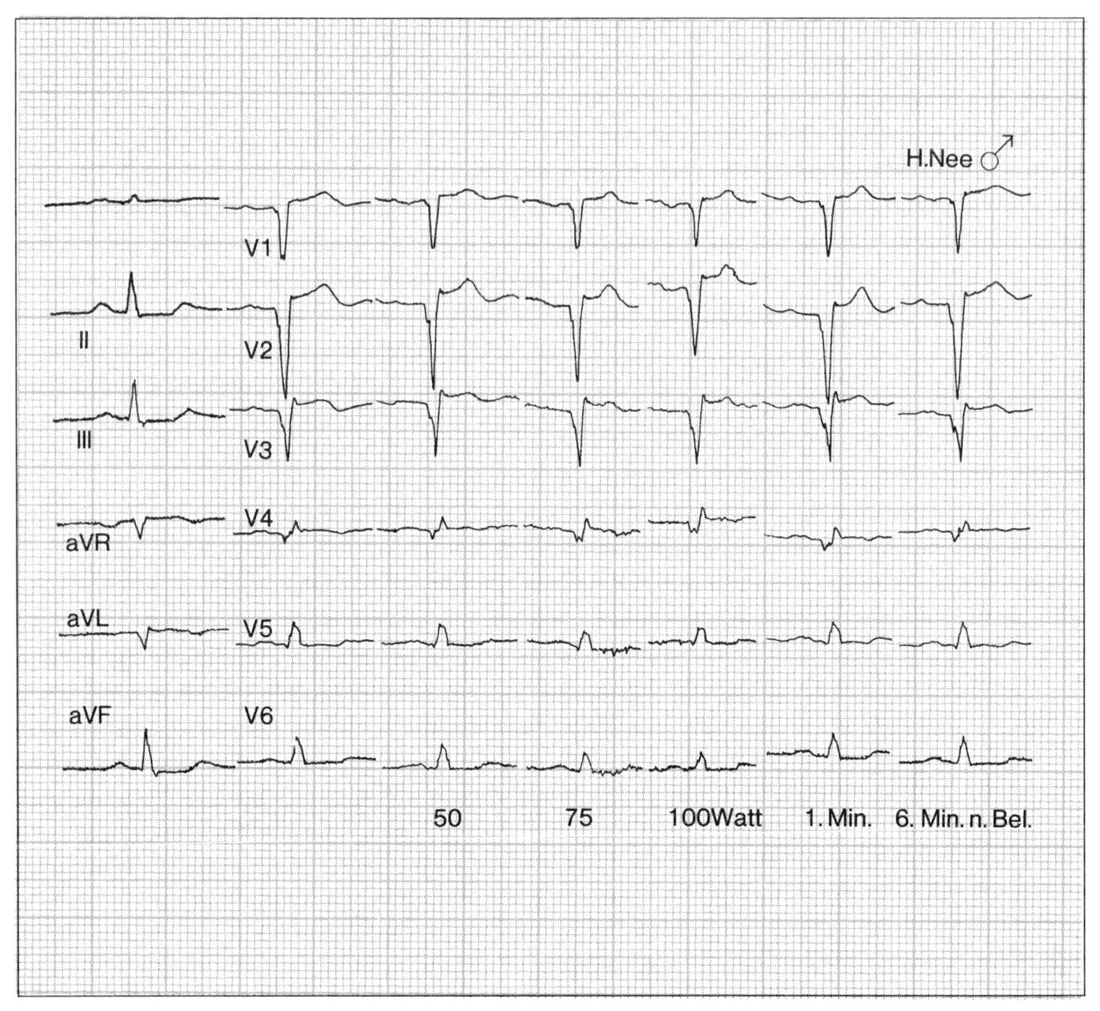

Abb. 18 39jähriger Patient mit 3-Gefäßerkrankung und ausgedehntem Vorderwandaneurysma. Typische ST-Streckenhebung rechtspräkordial während Belastung als Hinweis auf Wandbewegungsstörungen, gleichzeitig linkspräkorial ST-Streckensenkung als Zeichen der koronaren Minderdurchblutung.

Belastung eine solche Beurteilung mitunter schwierig ist.

Bedeutung der Belastungshöhe

Aufgrund der Belastungshöhe lassen sich auch einige Informationen über das Ausmaß einer möglichen koronaren Herzerkrankung gewinnen. Allgemein gilt: je höher die Belastbarkeit, desto geringer das Ausmaß der koronaren Mangeldurchblutung. Treten pathologische ST-Streckenveränderungen bereits bis 75 Watt auf, muß von einer Mehrgefäßerkrankung ausgegangen werden. Ein Patient, der 125 Watt oder mehr mit geringer ST-Streckensenkung absolvieren kann, hat eher eine Eingefäßerkrankung.

Gütekriterien

Wie bei allen übrigen Belastungswerten spielen auch beim Belastungs-EKG Gütekriterien

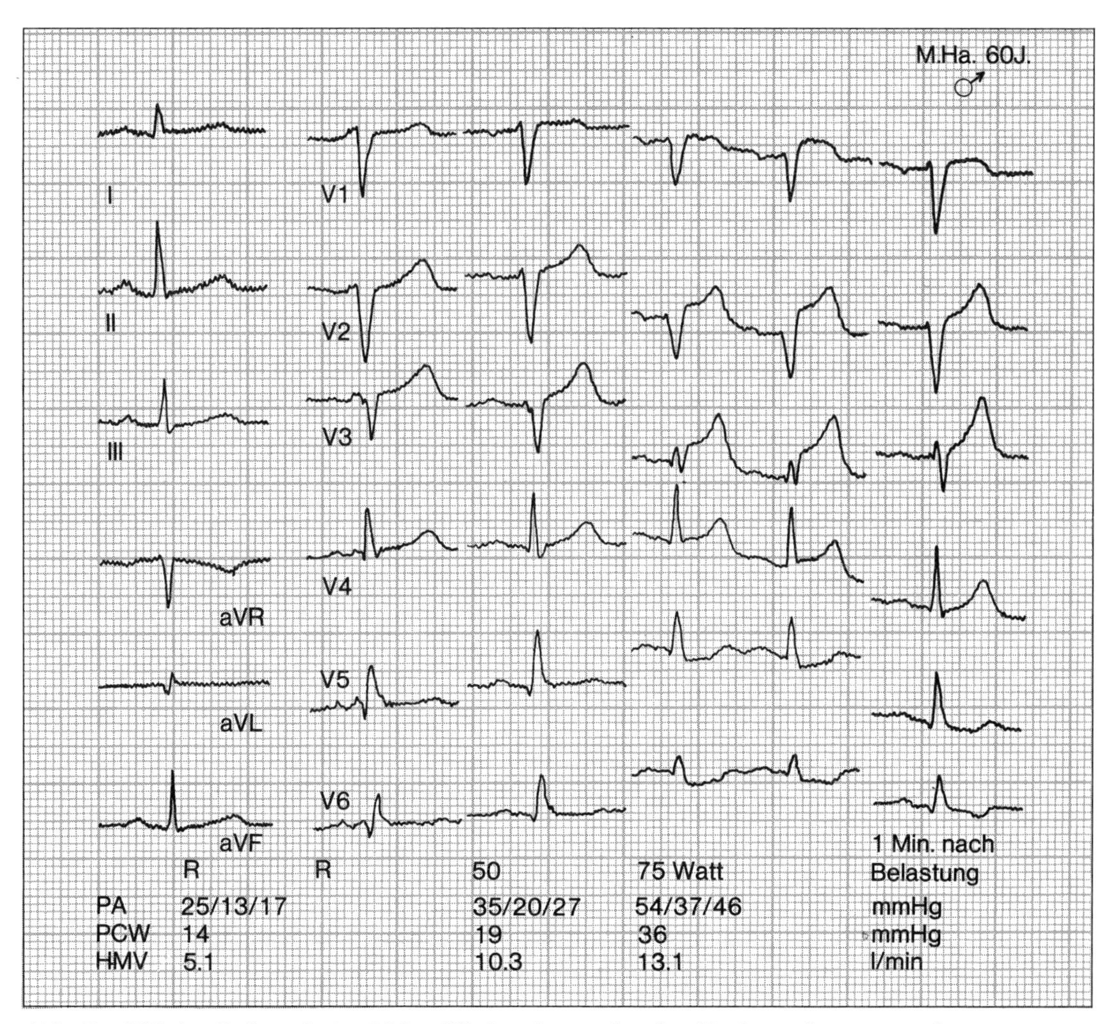

Abb. 19 60jähriger Patient mit einer Mehrgefäßerkrankung und großem Vorderwandaneurysma, alter, ausgedehnter Vorderwandinfarkt. ST-Streckenhebung rechtspräkordial als Zeichen schwerer Wandbewegungsstörungen, gleichzeitig ischämisch bedingte ST-Streckensenkung linkspräkordial. Erheblich pathologisches Druckverhalten in PA- und PCW-Position als Zeichen der gestörten linksventrikulären Funktion.

eine wichtige Rolle. Die Reproduzierbarkeit des Belastungs-EKG liegt etwa um 10%, die Reproduzierbarkeit von Arrhythmien unter Belastung ist allerdings geringer. Die Zuverlässigkeit wird erhöht, wenn mehr als ein Untersucher das EKG befundet. Weiterhin sind die in der Tabelle 23 aufgeführten Kriterien für das Belastungs-EKG wichtig.

Man versteht unter **Sensitivität** den Prozentsatz der Patienten mit koronarer Herzerkrankung (angiographisch gesichert), die ein pathologisches Belastungs-EKG haben. Hier ist das Ergebnis richtig-positiv (Tab. 23).

Unter **Spezifität** versteht man den Prozentsatz der Patienten, die angiographisch keine koronare Herzerkrankung haben und im Belastungs-EKG keine Veränderungen haben. Hier ist das Ergebnis richtig-negativ.

Man kennt ferner die **Vorhersagegenauigkeit,** die den Prozentsatz der richtig-positiven

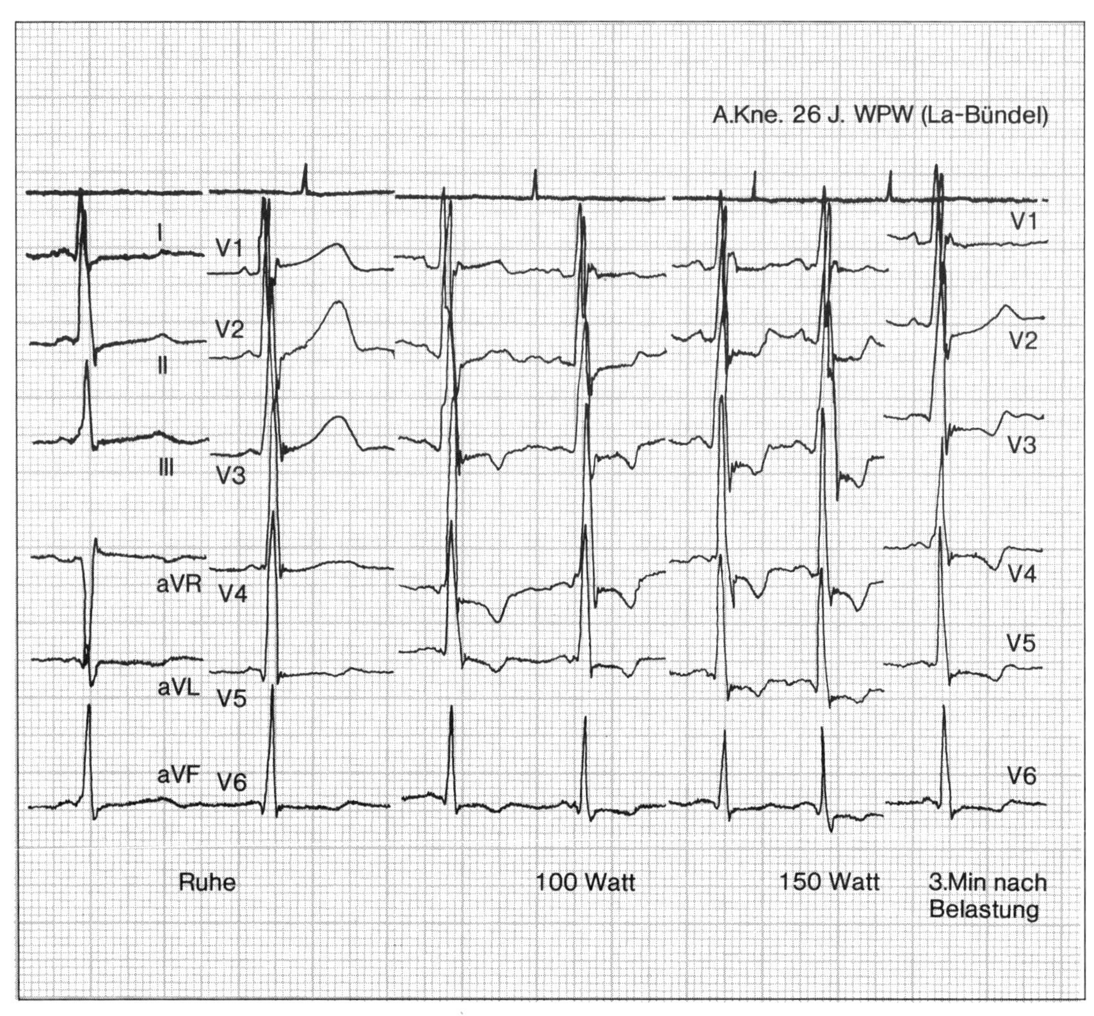

Abb. 20 Scheinbar pathologische ST-Streckensenkung (falsch positiver Befund) bei einem 26jährigen Patienten mit einem Präexcitationssyndrom (Akzessorisches Bündel im linken Vorhof gelegen, paroxysmale Tachykardien). Delta-Welle (Präexcitation in II, III, und V_4, hier vor allem unter Belastung deutlich). Kein Hinweis somit auf eine koronare Mangeldurchblutung.

Sensitivität	$\frac{TP}{TP + FN}$	Spezifität	$\frac{TN}{TN + FP}$
Falsch pos.	$\frac{FP}{TP + FP}$	Falsch neg.	$\frac{FN}{TN + FN}$
Vorhersage	$\frac{TP}{TP + FP}$	Risiko	$\frac{TP}{TP + FP} \Big/ \frac{FN}{FN + TN}$

Anmerkung: T bedeutet richtig (engl. true), P positiv, N negativ, F falsch.
Richtig positiv bedeutet eine angiographisch gesicherte koronare Herzkrankheit.

Tab. 23 Gütekriterien beim Belastungs-Elektrokardiogramm.

Belastungs-EKG-Befunde bei sicherem Vorliegen einer koronaren Herzerkrankung angibt.

Schließlich läßt sich noch der **Risikoquotient** definieren. Man versteht hierunter den Prozentsatz der Personen mit einem richtig-positiven Test, der später auch eine koronare Herzerkrankung bekommt. Dieser Prozentsatz wird in Relation gesetzt zum Prozentsatz der Personen mit negativem Test, die ebenfalls eine koronare Herzerkrankung bekommen.

Die Gütekriterien werden wesentlich beeinflußt von der Methodik der Belastungsprüfung (Anzahl der Ableitungen, Höhe der Belastung), von der Art der untersuchten Probanden, von den koronarangiographischen Kriterien sowie der Lokalisation der Koronargefäßstenosen. Diese Bedingungen erklären, weshalb verschiedene Untersucher unterschiedliche Zuverlässigkeiten für das Belastungs-EKG angeben. Zusammenfassend ergibt sich für die Sensitivität ein Prozentsatz von rund 76% für die Spezifität von 84% und für die Vorhersagegenauigkeit ein Prozentsatz von 91%.

Bei der Interpretation des Belastungs-EKGs sind sowohl falsch-negative wie falsch-positive Befunde zu beachten. Zahlreiche Ursachen hierfür sind heute bekannt, sie sind im Anhang, Tabelle 12, aufgeführt. Wichtig erscheint der Hinweis, daß auch unter Digitalistherapie falsch-positive Belastungs-EKG beobachtet werden. Beachtenswert (Abb. 20) ist die ST-Streckensenkungen bei WPW-Syndrom, die keinerlei Hinweise auf eine koronare Mangeldurchblutung erlauben.

Diagnose der koronaren Herzerkrankung

Das Belastungs-EKG stellt nur einen Teil der diagnostischen Maßnahmen bei der Erkennung einer Herzkranzgefäßerkrankung dar. Das Vorliegen einer solchen Erkrankung wird zusätzlich bestimmt durch Alter, Geschlecht und vor allem durch die typische oder atypische Symptomatik. Schließlich lassen sich durch röntgenologische und nuklearmedizinische Untersuchungen koronare Minderdurchblutungen ebenfalls erkennen. Das Belastungs-EKG ergibt dann weitere Hinweise.

Aufgrund mathematisch-statistischer Testverfahren (Anhang, Tab. 13) ist es heute möglich, anhand dieser bekannten Wahrscheinlichkeiten das Vorliegen einer koronaren Herzerkrankung wesentlich besser abzuschätzen. Man zieht zu Beurteilung Alter, Geschlecht und Ausmaß der ST-Streckensenkung heran.

Schließlich läßt sich auch aufgrund des Belastungs-EKG die Prognose einer Herzkranzgefäßerkrankung in etwa abschätzen. Die Abbildung 21 zeigt ein Beispiel für die Prognose der koronaren Herzerkrankung in Abhängigkeit von der ST-Streckensenkung.

Rhythmusstörungen während Belastung

Bei kontinuierlicher Registrierung des Belastungs-EKG finden sich in 30 – 40% der Fälle Rhythmusstörungen unter Belastung, vor allem vereinzelte ventrikuläre Extrasystolen. Die heute als pathologisch bezeichneten Rhythmusstörungen sind in der Tabelle 24 aufgeführt. Vereinzelte ventrikuläre Extrasystolen, die in Ruhe nicht vorhanden sind, unter Belastung neu auftreten, werden gemeinhin nicht als pathologisch bezeichnet. Erst wenn diese Extrasystolen oder Rhythmusstörungen während Belastung schwerwiegend werden, sind sie als pathologisch anzusehen. Schwerwiegende Rhythmusstörungen sind solche, die nach der Einteilung von *Lown* das Stadium III und mehr umfassen (Lown-Graduierung, Tab. 25).

Es ist aber in jedem Fall erforderlich, die beobachteten Rhythmusstörungen dem klini-

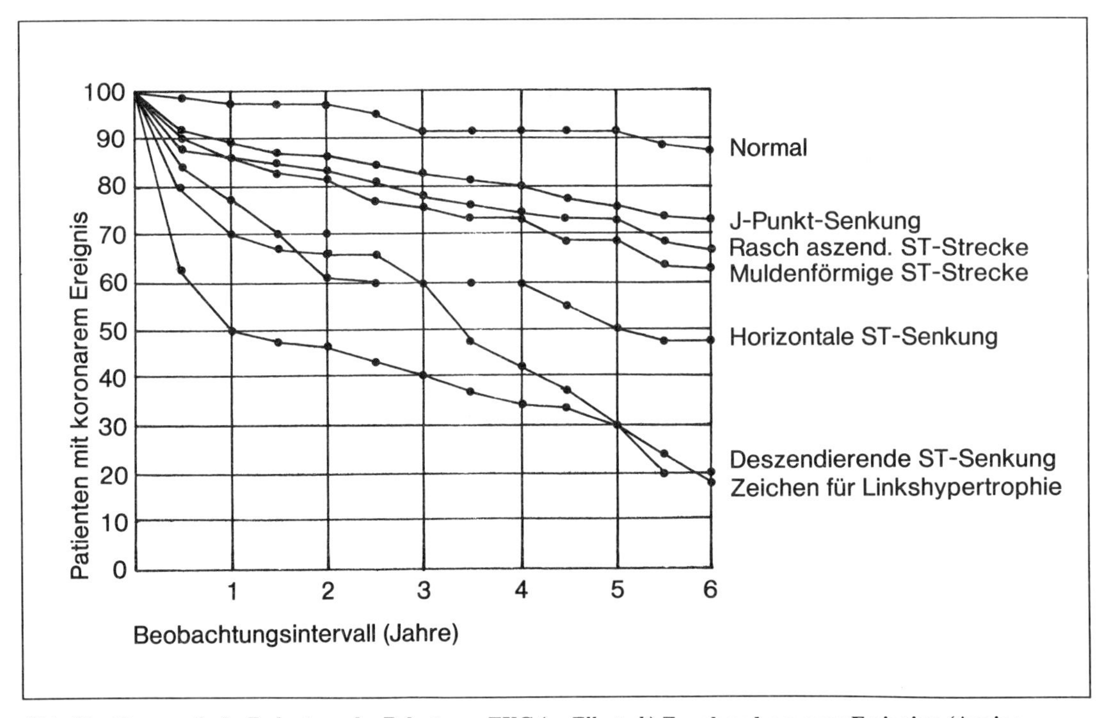

Abb. 21 Prognostische Bedeutung des Belastungs-EKG (n. *Ellestadt*) Zunahme koronarer Ereignisse (Angina pectoris, Infarkt, plötzlicher Tod) mit zunehmender Senkung der ST-Strecke.

Arrhythmie: (neu auftretend)

Extrasystolen (supra- oder ventrikulär)
- über 5/min,
- sicher pathologisch über 10/min.
- Bigeminus, polytope ventrikuläre Extrasystolen, Salven, Kammertachykardien, idioventrikulärer Rhythmus
- Vorhofflattern, -flimmern, AV-Blockierungen
- Schenkelblöcke

Tab. 24 Pathologische Veränderungen im Belastungs-EKG (Arrhythmien).

schen Bild zuzuordnen. Mitunter werden bei jugendlichen Herzgesunden in Ruhe oder während Belastung bigeminusartige ventrikuläre Extrasystolen beobachtet, die ohne Bedeutung sind. Bei einem älteren Patienten mit Verdacht auf koronare Herzerkrankung muß dieser Befund hingegen als schwerwiegend angesehen werden. In jedem Fall pathologisch in Ruhe und während Belastung sind Salven von ventrikulären Extrasystolen, polymorphe, polytope, ventrikuläre Extrasystolen, Kammertachykardien. Auch das Neuauftreten von Vorhofflattern, Vorhofflimmern oder AV-Blockierungen muß als sicher

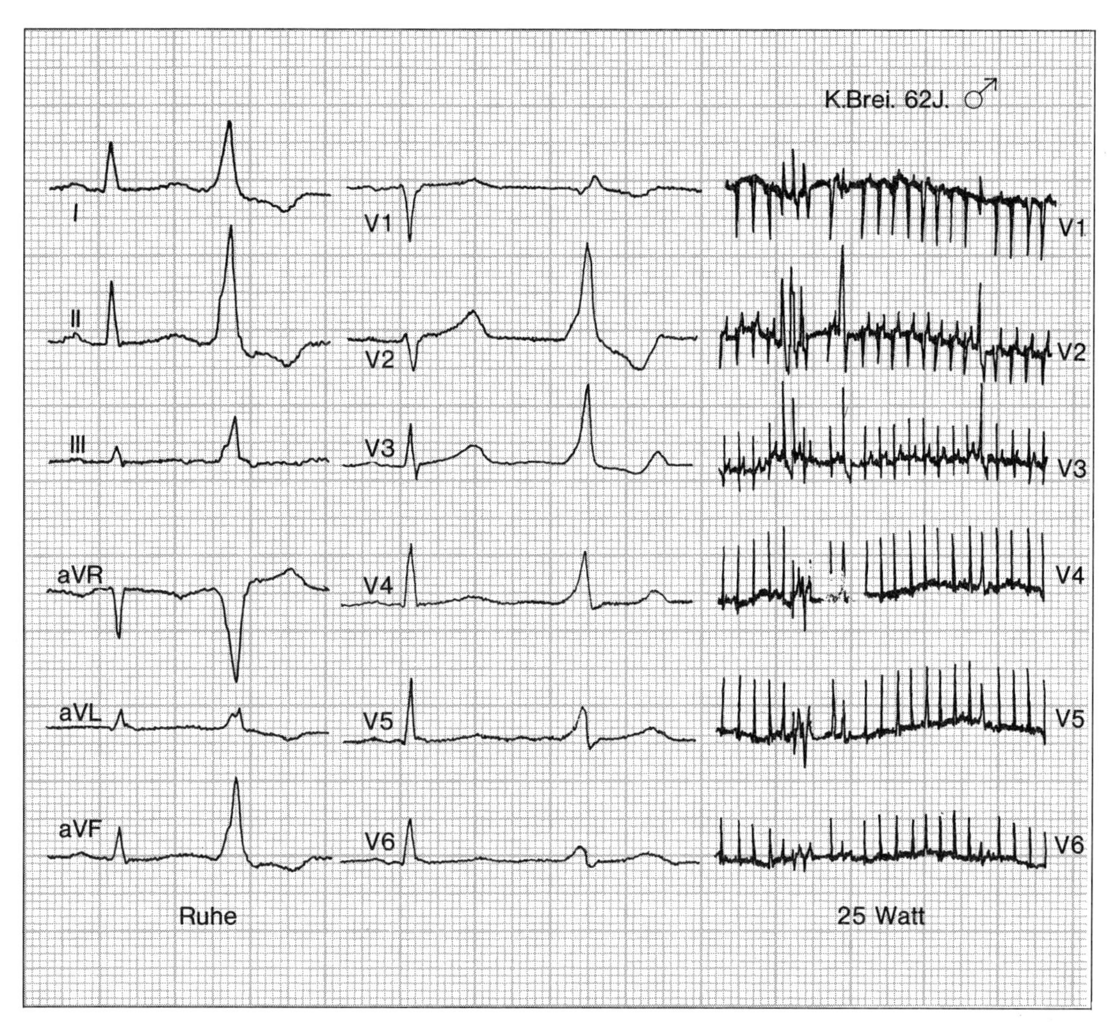

Abb. 22 Pathologische Rhythmusstörungen während Belastung bei einem 62jährigen Patienten einer koronaren Herzkrankheit. Polytope ventrikuläre Extrasystolen und eine Salve während Belastung. Durch kontinuierliche Registrierung mit langsamem Vorschub zuverlässige Erfassung, Dokumentation und Beurteilung der Arrhythmie möglich.

1 A:	Gelegentliche, einzelne VES	(<1/min oder <30/h)
1 B:	Gelegentliche, einzelne VES	(>1/min und <30/h)
2:	Häufige VES	(>30/h)
3:	Multiforme VES (polymorph, polytop)	
4 A:	2 aufeinander folgende VES (paarweise auftretende VES)	
4 B:	Salven von VES (3 und mehr aufeinander folgende VES)	
5:	Früh nach T-Ende einfallende VES (R- auf T-Phänomen)	

Tab. 25 Einteilung der ventrikulären Extrasystolen (VES) nach dem Schweregrad ***(Lown).***

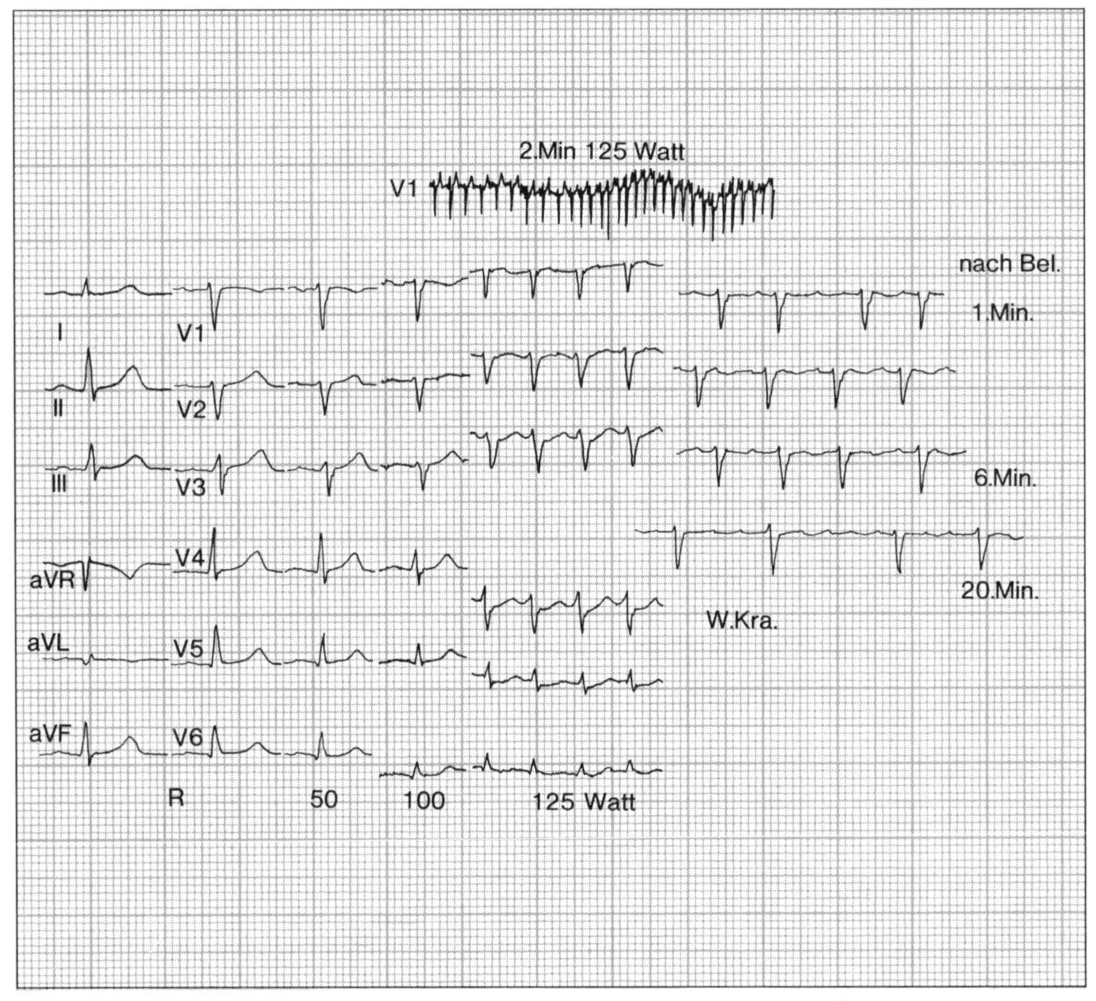

Abb. 23 Supraventrikuläre Tachykardie während Belastung. Am oberen Bildrand ist der Übergang erfaßt und deutlich zu erkennen. In der Erholungsphase Übergang in Vorhofflattern. Spontane Remission nach 15 Minuten.

pathologisch gedeutet werden, allerdings ist eine diagnostische Zuordnung nicht immer möglich. Eine auftretende Rhythmusstörung muß nicht notwendigerweise eine koronare Herzerkrankung anzeigen.

Sie findet sich ebenfalls bei Kardiomyopathien, Herzklappenerkrankungen oder sonstigen Myokarderkrankungen (z. B. arterieller Bluthochdruck) (Beispiele in Abb. 22, 23). Treten Rhythmusstörungen nach Belastungsende auf, gelten die gleichen Kriterien wie für die Arrhythmie während Belastung. Auch hier gilt, daß monotope ventrikuläre Extrasystolen (nach Belastung) in den meisten Fällen nicht pathologisch sind. Extrasystolen vom Schweregrad 3 und mehr (nach *Lown*) sind hingegen auch in der Erholungsphase eindeutig pathologisch (Tab. 25).

Tritt während Belastung ein vollständiger Linksschenkelblock auf, ist dies stets pathologisch. Bei sonst klinisch unauffälligem Be-

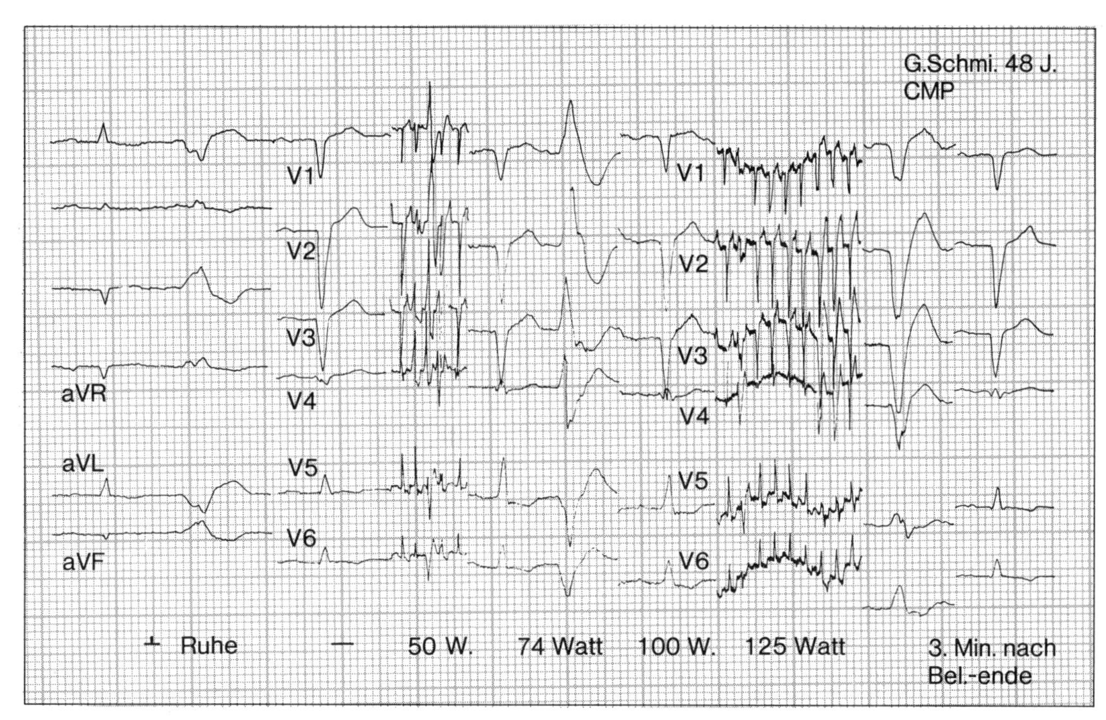

Abb. 24 **48jähriger Patient mit kongestiver Kardiomyopathie. Relativ gute Belastbarkeit, jedoch pathologische, ventrikuläre Extrasystolen während Belastung und Auftreten eines vollständigen Linksschenkelblockes bei 125 Watt, Normalisierung nach Belastungsende. Pathologischer Befund als Ausdruck der Grunderkrankung.**

fund gilt dieser Linksschenkelblock prognostisch als ungünstig, da bei der Mehrzahl der Patienten später eine Herzkrankheit auftritt (Abb. 24).

Auch ein während Belastung auftretender **vollständiger** Rechtsschenkelblock gilt als nicht normal, wenngleich die diagnostische oder prognostische Bedeutung wenig geklärt ist.
Auch für die Rhythmusstörungen während Belastung gilt, was bereits für die ST-Strecke gesagt wurde: Die Interpretation sollte nur im Zusammenhang mit allen klinischen Daten und weiteren Untersuchungsbefunden erfolgen.
Eine pathologische Rhythmusstörung während Belastung stellt andererseits unbedingt eine Indikation zur weiteren Abklärung dar.

2 Ergometrie für die betriebsärztliche Praxis

Spezielle ergometrische Aspekte für die betriebsärztliche Praxis

Der hier beginnende zweite Teil befaßt sich mit der Ergometrie im betriebsärztlichen Alltag.
Wie bereits erläutert, muß für diesen Bereich eine Kompromißformel gesucht werden, welche bei vernünftigem Aufwand-Nutzen-Verhältnis eine ausreichende
- Genauigkeit
- Sensitivität
- Vergleichbarkeit
- einfache Dokumentation

aufweist.

Als Diskussionsbeitrag zu einer möglichen Standardisierung der Ergometrie in der praktischen Arbeitsmedizin soll eine seit einiger Zeit im Steinkohlenbergbau bei den Untersuchungen gemäß Klimaverordnung praktizierte Methode dargestellt werden.
Das Verfahren beruht auf Varianten bekannter Methoden und ist als Screeningmethode für einen großen Altersgruppenbereich gedacht.Bestimmt wird die W 150, d. h. diejenige Wattleistung, welche bei einer Pulsfrequenz von 150 erbracht wird (submaximale Belastung). Darüberhinaus lassen sich mit dieser Methode auch alle anderen ergometrischen Zielsetzungen verwirklichen.

Aus praktischer Erfahrung seien vorweg wegen ihrer Wichtigkeit einige Aspekte aus dem ersten Abschnitt angeführt bzw. mit Absicht wiederholt.

Neben der Beachtung der Umgebungsbedingungen im Ergometrielabor spielt die Auswahl des Ergometers – für die betriebsärztliche Praxis ist im allgemeinen das Fahrradergometer zu empfehlen – eine wichtige Rolle.
Bei der Vielzahl von angebotenen Geräten sind sehr kritische Abwägungen erforderlich. Nicht alle Ergometer entsprechen den auf Seite 21 aufgestellten Gütekriterien. Wichtig ist die Entscheidung, ob man ein mechanisch oder ein elektrisch gebremstes Gerät vorziehen sollte.

Das mechanisch gebremste Ergometer hat den nicht zu unterschätzenden Vorteil, daß es sich mit Hilfe eines Gewichtes leicht eichen läßt, so daß man sich stets auf die Ergebnisse verlassen kann. Relativ nachteilig ist die Notwendigkeit des Einhaltens einer bestimmten Drehzahl, da Geräte dieses Typs von der Drehzahl abhängig sind.

Bei elektrisch gebremsten Ergometern, insbesondere bei den relativ billigen, können deutliche Verstellungen der Eichgrößen vorkommen. So haben z. B. Kontrollmessungen bei einem elektrisch gebremsten Ergometer bei 100 W Leistungsanzeige in Wirklichkeit fast 170 W-Leistung erfordert.

Elektrisch gebremste Ergometer müssen mindestens jährlich geeicht werden! Vorteil dieses Ergometertyps: in gewissem Umfang gegebene Drehzahlunabhängigkeit.
Beim Kauf eines elektrisch gebremsten Ergometers sollte man sich präzise um die Frage der Eichungsmöglichkeit einschließlich Kosten kümmern und sich nicht mit unverbindlichen Versprechungen begnügen.

Für die betriebsärztliche Praxis ist aufgrund bisheriger Erfahrungen allgemein ein **gutes**

mechanisch gebremstes Ergometer ausreichend und durchaus empfehlenswert, wenn man alle Vor- und Nachteile der beschriebenen Ergometertypen abwägt.

Eine weitere Entscheidung, nämlich Ergometrie in liegender oder sitzender Position, sollte für die Praxis in Richtung sitzender Position ausfallen, wenn nicht spezielle Gründe entgegenstehen.

Die für das Ergometrielabor weiterhin erforderlichen Geräte sind im Teil 1 ausführlich beschrieben. Je nach Intention kann man sich einen komfortablen Meßplatz ausbauen. Gleichgute Ergebnisse sind aber auch mit relativ einfachen Mitteln zu erzielen.

Zur Mindestausstattung gehören
- EKG-Gerät
- Oszilloskop, wenn fortlaufende EKG-Registrierungen mittels Langsamschreibung nicht möglich sind
- Blutdruckmeßgerät
- Uhr
- Liege
- Notfallausrüstung einschl. Defibrillator

Als **EKG-Gerät ist der Dreifachschreiber am vorteilhaftesten;** evtl. genügt aber auch ein Einschreiber. Es kann jedes handelsübliche Gerät mit genügend hohem Eingangswiderstand verwendet werden. So lassen sich auftretende Störeinflüsse weitgehend ausgleichen. Ideal ist ein EKG-Gerät mit der Möglichkeit der Registrierung eines sehr langsamen Kurvenablaufes (5 mm sec.).

Von wesentlicher Bedeutung ist eine **gute Elektrodentechnik.** Es gibt eine Reihe von Möglichkeiten, die Extremitätenelektroden, deren Befestigungen an den Extremitäten während der Betätigung des Fahrradergometers sinnlos wäre, am Rumpf zu plazieren. Am besten bewährt hat sich bisher die Methode nach *Drews* und *Rosenkranz* (siehe Abb. 15); dabei wird ein Gummigürtel um den Thorax derart befestigt, daß die Brustwandableitungen V 2, V 4 und V 6 an den vorgeschriebenen Stellen plaziert werden, die Extremitätenelektroden jedoch im Bereich des Rückens des Probanden zu liegen kommen. Man kann sich ein gewisses Schema merken, nämlich schwarze und rote Elektrodenstecker unter der rechten, gelbe und grüne Elektrodenstecker unter der linken Schulterpartie!
Ein Vertauschen der Elektroden im Rückenbereich ist nicht von Bedeutung, da die Extremitätenelektroden hier lediglich zu Gewinnung des Wilsonschens Zentralterminals und nicht zur Registrierung der konventionellen Extremitätenableitungen dienen. Umso wichtiger ist aber, daß die Elektroden für die Ableitung V 2, V 4 und V 6 exakt plaziert sind. Dies sei nochmals ausdrücklich betont. Praktische Erfahrungen und Diskussionen bei Ergometriekursen haben häufig eine erschrekkende Unkenntnis oder Nachlässigkeit in dieser Richtung erkennen lassen. Bei Einfachschreibern wird die Brustwandableitung V 5 geschrieben; die Extremitätenelektroden sind, wie oben angeführt, als Sammelelektrode auf dem Rücken plaziert.

Noch besser als die Gummigürtelmethode, aber wesentlich kostspieliger, erscheint ein neues **Verfahren mit Unterdrucksaugelektroden.** Dieses Gerät bringt für die Praxis zweifellos einen großen Gewinn. Der Vorteil eines solchen Gerätes ist wahrscheinlich wesentlich größer, als der durch andere aufwendige Geräte, welche den Meßplatz komfortabel machen.

Die häufigste Art der Herzfrequenzmessung ist wohl die Frequenzanalyse aus dem EKG, welches bei der ergometrischen Untersuchung mitgeschrieben wird. Weitere Möglichkeiten ergeben sich durch Monitor, fotoelektrische Meßfühler für Ohrläppchen oder Fingerspitzen oder am einfachsten palpatorisch. Der Blutdruck kann mit mehr oder minder aufwendigen Geräten – auch hier ist eine kritische Abwägung erforderlich – gemessen werden; er läßt sich aber auch mit der üblichen Blutdruckmanschette oder dem Stethoskop bei herabhängendem Arm bestimmen, noch einfacher palpatorisch, da unter Ergometerbelastung nur der systolische Druck verwertbar ist.

Die Ergometrie kann nur von gut eingearbeiteten Mitarbeitern durchgeführt werden. Diese müssen nicht nur mit der Methodik vertraut sein, sondern auch Kenntnis über Komplikationen, Abbruchkriterien und erforderliche Notfallmaßnahmen haben. Eine im Ergometrielabor gut plazierte, deutlich lesbare Checkliste kann sehr hilfreich sein für die regelmäßige Überwachung bzw. Wartung der Geräte sowie für den ordentlichen Ablauf der Funktionsprüfung selbst. Mit dem Defibrillator muß nicht nur der Arzt umgehen können, auch die Mitarbeiter müssen in den für die Durchführung der Notfalltherapie unterstützenden Maßnahmen bzw. Vorsichtsregeln unterwiesen sein.

Der Arzt muß bei der Ergometrie unmittelbar erreichbar sein. Bei der submaximalen Belastung ist es vertretbar, daß er etwa in einem benachbarten Raum tätig ist. Bei der maximalen Belastung sollte der Arzt im Ergometrielabor anwesend sein.

Obligatorisch ist vor der Ergometrie die
- Erhebung der Anamnese
- Klinische Untersuchung
- Anfertigung des EKG-Standardprogramms

Selbst wenn erhebliche organisatorische Schwierigkeiten entgegenstehen, muß darauf bestanden werden, keine ergometrische Untersuchung ohne vorhergehende Untersuchung und Beurteilung des Probanden zuzulassen. Der Arzt sollte sich dadurch absichern und überdies seine Mitarbeiter nicht in Konfliktsituationen bringen. Daß die Ergometrie ohne Anwesenheit des Arztes nicht vertretbar ist, wurde bereits dargelegt.

Wie bei jeder Funktionsprüfung sollte der Proband vor dem Test mit dem Ergometer vertraut gemacht werden. Entsprechend seiner Körpergröße müssen ggf. Einstellungen von Sattelhöhe und Handgriff korrigiert werden. Ein kurzes Probetreten im Leerlauf ist in den meisten Fällen angezeigt. Das einführende Gespräch kann mögliche Ängste oder vegetative Reaktionen des Probanden abbauen helfen.

Zur Ergometrie gehört unbedingt eine Nachbeobachtungsphase (Erholungsphase), in welcher sich gelegentlich pathologische Reaktionen erkennen lassen.

Man läßt den Probanden entweder noch einige Minuten ohne Last weitertreten, insbesondere wenn eine höhere Belastung vorausgegangen ist. Bestimmt werden Herzfrequenz, Blutdruck und EKG nach zwei und vier Minuten, ggf. noch nach sechs Minuten.

Alternativ läßt man den Probanden sich nach der Belastung hinlegen und registriert die angeführten Parameter unter optimalen Bedingungen.

Darstellung eines auf die betriebsärztliche Praxis orientierten Testprotokolls

Voraussetzungen und Vorbelastungsphase

1. Klinische Untersuchung einschl. Beurteilung von Ruhe-EKG und Ruhe-Blutdruck
2. Beachtung der Kontraindikationen
3. Beachtung von
   - Umgebungseinflüssen im Untersuchungsraum
   - Einflüssen seitens des Probanden (Genußgifte, Medikamente)

4. Während der Belastung EKG-Beobachtungsmöglichkeit entweder mittels Oszilloskops oder EKG-Gerätes mit langsamem Vorschub (5 mm).
5. Der verantwortliche Arzt muß unmittelbar erreichbar sein.
6. Vorhandensein von Geräten und Medikamenten für Notfallbehandlung.

Durchführung

- Fahrradergometrie in sitzender Position
- Stufenbelastung mit mindestens 3 Stufen, Steigerung um jeweils 25 Watt alle 2 Min.
- Ausgangsstufe 75 oder 100 Watt
- Drehzahl 70 pro Min.
- Registrierung der Parameter Pulsfrequenz und Blutdruck jeweils in der 2. Hälfte der 2. Min.
- Abgesehen von der sofortigen Registrierung aller von der Norm abweichenden Befunde wird jede zweite Minute ein kurzer EKG-Streifen (Papiervorschub 50mm/sec.) geschrieben.

Indikationen zum Abbruch der ergometrischen Untersuchung
- subjektive Erschöpfung
- stärkere Atemnot oder Stenokardie
- polytope Extrasystolen
- Salven von Extrasystolen
- A.V.-Block, Schenkelblock
- horizontale und descendierende ST-Senkungen
- Blutdruckwerte über 230 mmHG
- fehlender Blutdruckanstieg bei Belastung

In der Nachbeobachtungsphase werden Herzfrequenz, Blutdruck und EKG nach zwei und vier Minuten, ggf. auch noch nach sechs Minuten registriert.

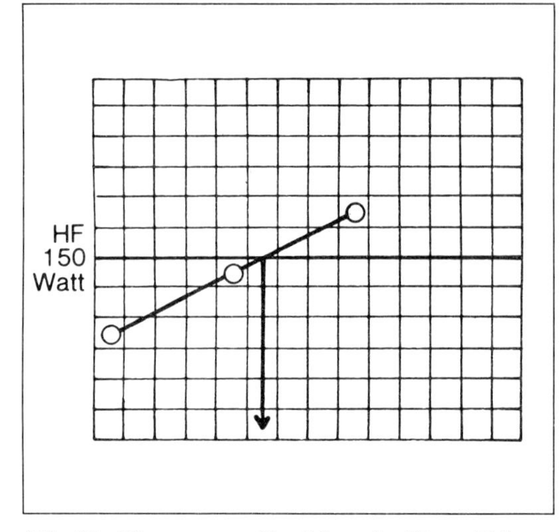

Abb. 25 Diagramm zur Ermittlung der W_{150} mittels Intrapolation.

Auswertung und Beurteilung

Bestimmt wird die W 150, daß heißt, diejenige Wattleistung, die bei einer Pulsfrequenz von 150 erbracht wird (submaximale Belastung).

Wenn mit der letzten Belastungsstufe die Pulsfrequenz 150 überschritten wird, muß interpoliert, daß heißt, die theoretische Wattzahl, welche zu der vorgegebenen Frequenz gehört, aus den Werten der nächstniedrigen und nächsthöheren Frequenz ermittelt werden (Abb. 25).

Wenn die vorgegebene Frequenz von 150 nicht erreicht wird, kann aus den beiden nächsttieferen Stufen extrapoliert werden, dies aber nur in ziemlich engen Grenzen (Abb. 26).

Je besser Kreislaufverhältnisse und Trainingszustand, desto größer ist die erforderliche Leistung für die vorgegebene Pulsfrequenz. Wird die Pulsfrequenz von 150 schon bei geringer Belastung erreicht, spricht dies für Störungen im Kreislaufsystem oder für Trainingsmangel.

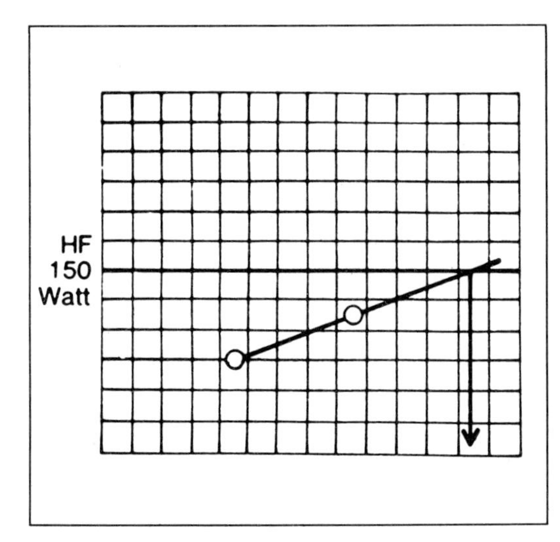

Abb. 26 Diagramm zur Ermittlung der W_{150} mittels Extrapolation. Einzelheiten siehe Text.

Wenn man vergleichbare Untersuchungen durchführen will, so muß man die erbrachte Leistung mit einem Sollwert vergleichen. Als Bezugsgröße wird für dieses Protokoll das Körpergewicht vorgeschlagen, das Alter braucht bei der submaximalen Leistung nicht berücksichtigt werden.

Für die W 150 beträgt der Sollwert für Männer Körpergewicht × 2,1 in Watt. Zwecks Vereinfachung der Sollwertberechnung kann man sich eine Liste erstellen (siehe Tab. 26) bis zum Körpergewicht von 90 kg. Darüberhinaus gehende Gewichte sind für die Bewertung nicht mehr relevant, so daß man in diesen Fällen mit dem angegebenen Wert gemäß Körpergewicht von 90 kg arbeiten kann.

Abweichungen von mehr als 20 % des Sollwertes »nach unten« sind nicht normal. Die angeführte Liste enthält gleichzeitig den Wert der Abweichung um minus 20 %, damit schnell über das Ergebnis des Tests entschieden werden kann.

Abweichungen können natürlich auch »nach oben« gehen. D. h. es liegt ein guter Trainingszustand vor.

Gewicht	Soll-Watt	minus 20%
60	126	100
61	128	102
62	130	104
63	132	105
64	134	107
65	136	109
66	138	110
67	140	112
68	142	114
69	144	115
70	147	117
71	149	119
72	151	120
73	153	122
74	155	124
75	157	126
76	159	127
77	161	129
78	163	131
79	165	132
80	168	134
81	170	136
82	172	137
83	174	139
84	176	141
85	178	142
86	180	144
87	182	146
88	184	147
89	186	149
90	189	151

Tab. 26 Liste zur Vereinfachung der Sollwertberechnung der Solleistung.

Für die Dokumentation genügt eine sehr einfache Formulierung:

W 150 =	Watt
Abweichung vom Sollwert:	%
oder 20% minus	ja/nein

Vorgeschlagen wird ein Dokumentationsblatt, auf welchem die erbrachten Ergebnisse graphisch eingetragen werden und die übri-

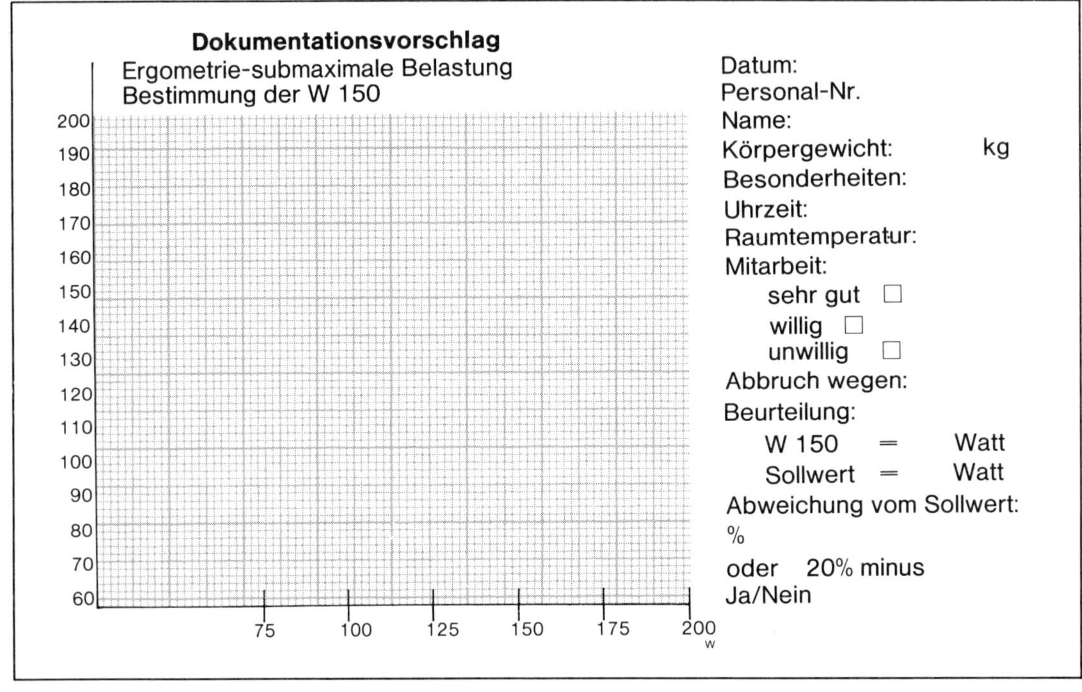

Abb. 27 Dokumentationsvorschlag für die Ergometrie in der Arbeitsmedizin.

gen notwendigen Vermerke möglichst kurz dargestellt werden können. (Abb. 27)

Mit der gleichen Methode kann im submaximalen Bereich die W 170 (für jüngere Personen), die W 130 (für die Rehabilitation o. ä. Fragestellungen) sowie die maximale Belastung bei speziellen Indikationen (Grubenwehr u. ä.) durchgeführt werden.

Dabei ergeben sich folgende Rechnungswerte:

W 170	
Sollwert Watt	
Männer:	Gewicht × 2,8
Frauen:	Gewicht × 2,3
W 150	
Sollwert Watt	
Männer:	Gewicht × 2,1
Frauen:	Gewicht × 1,8

W 130	
Sollwert Watt	
Männer:	Gewicht × 1,5
Frauen:	Gewicht × 1,25

Bei der Bestimmung der W 130 sollten die Anfangsbelastungsstufen 25 bzw. 50 Watt betragen.

Für die maximale Belastung müssen einige zusätzliche Punkte beachtet werden:

1. die mindest zu erreichende Herzfrequenz beträgt:
   200 minus Lebensalter
2. Bei der Sollwattwertberechnung (Männer: Gewicht × 3), (Frauen: Gewicht × 2,5) ist bei der maximalen Belastung das Alter zu berücksichtigen. Für jede Dekade über dem 30. Lebensjahr sind 10% vom errechneten Wert abzuziehen, um den jeweiligen Sollwert zu bekommen.

3. Anfangsbelastungsstufe individuell bestimmen, ggfs. erste Stufen 50 Watt.
4. Die vorgegebene Herzfrequenz muß erreicht werden.
5. Intra- oder Extrapolationen sind hier nicht vertretbar.

3 Anhang

Männer:	Leistung (Watt) = Gewicht (kg) × 3 (abzügl. 10% pro Dekade bei Alter über 30 J.)	Frauen:	= Gewicht (kg) × 2,5 (abzügl. 10% wie nebenstehend)

Anhang Tab. 1 Berechnung der maximalen Solleistung.

Belastung (Watt)	Herzfrequenz (min^{-1})				
	Männer	Frauen			
50	80 – 110	80 – 110	97 ± 9		94 ± 12
75	100 – 120	100 – 135			
100	110 – 130	110 – 150	119 ± 12	118*	122 ± 14
125	110 – 145	120 – 165			
150	130 – 160	130 – 180		132 ± 25	151 ± 16
175	135 – 175				
200	150 – 190				167 ± 11

* Belastung von 110 Watt.

Kommentar: Spalte 4 nach *König*, Spalte 5 nach *Hollmann*, Spalte 6 nach *Borg*. Es besteht bei unterschiedlicher Methodik eine ausreichend gute Übereinstimmung der Bereiche.

Anhang Tab. 2 Referenzwerte für das Herzfrequenzverhalten während Belastung.

Altersdekade	20 – 29 J.	30 – 39 J.	40 – 49 J.	50 – 59 J.	60 – 69 J.
Maximale Herzfrequenz	190	182	179	171	164
85% der maximalen Herzfrequenz	162	155	152	145	139

Die Zahlen entstammen Arbeiten von 10 verschiedenen Untersuchern (AHA Committee Report, Circulation, 1979). Für die submaximalen Frequenzwerte muß eine Standardabweichung von 10% angenommen werden.

Anhang Tab. 3 Maximale und Submaximale Herzfrequenzwerte für verschiedene Altersgruppen.

Normalwerte der W_{170}	
Männer: 2,8 Watt/kg Körpergewicht Frauen: 2,3 Watt/kg Körpergewicht	± 0,5 Watt
Normalwerte der W_{150}	
Frauen: 1,8 Watt/kg Körpergewicht Männer: 2,1 Watt/kg Körpergewicht	± 0,3 Watt
(0,5 Watt und 0,3 Watt stellen die einfache Standardabweichung dar).	

Anhang Tabelle 4 Referenzwerte für die W_{170} bzw. W_{150}.

Belastung (Watt)	Systol. Druck	Diast. Druck (mmHg)
50	130 – 150	80 – 90
75	140 – 160	80 – 95
100	150 – 170	75 – 100
125	160 – 180	85 – 100
150	170 – 190	85 – 100

Anhang Tab. 5 Referenzwerte für den arteriellen Blutdruck nach *Kirchhoff.*

Leistung (Watt)	3.	4.	5.	6.	7.	8. Lebensjahrzehnt
Ruhe	122/79	126/83	135/84	138/84	148/81	154/88
30	140/80	138/82	145/84	154/88	166/80	178/90
70	152/77	150/80	159/80	169/83	186/75	195/92
110	170/72	167/79	177/79	188/85	202/68	220/76
150	180/70	184/77	190/78	198/82	215/66	./.
190	189/69	195/72	200/78	210/78	210/78	./.
Zahl der Versuchspersonen (männl.)	1150	489	122	74	21	11

Anhang Tab. 6 Referenzwerte für den arteriellen Blutdruck (nach *Hollmann*).

Leistung	Altersgruppen 18 – 39 J.	40 – 49 J.	50 – 60 J.
Ruhe	10 034	9 675	10 716
50 Watt	–	15 151	18 370
75 Watt	21 726	21 216	24 603
100 Watt	20 732	22 022	24 473
125 Watt	22 185	24 124	23 829
150 Watt	25 245	26 070	
175 Watt	26 080		
200 Watt	27 880		

Standardabweichung ca. 10% (n. Kaliv, 1969)
(Ergometrie im Sitzen, nur Männer, Dauer der Belastungsstufen: 5 Min.).

Anhang Tab. 7 Referenzwerte für das Doppelprodukt.

Leistung	Altersgruppen – 39 J.	40 – 60 J.
Ruhe	8 400	8 500
25 Watt	11 900	12 100
50 Watt	15 010	15 900
75 Watt	18 200	19 050
100 Watt	20 100	22 000
125 Watt	24 200	26 600
150 Watt	28 000	28 900

(n. *Meyer-Erkelenz*)

Standardabweichung
(Fahrradergometrie im Sitzen, Dauer der Stufen: 6 Min., nur Männer).

Anhang Tab. 8 Referenzwerte für das Doppelprodukt.

	– pH –		– BE –	
Leistung	Männer	Frauen	Männer	Frauen
Ruhe	7.41 ± 0.53	7.41 ± 1.07	+0.1 ± 0.56	+0.5 ± 0.99
50 Watt	7.39 0.53	7.39 0.96	–1.3 0.35	–2.4 0.98
100 Watt	7.37 0.75	7.36 1.09	–2.9 0.55	–4.8 0.90
125 Watt	7.36 0.64	7.34 1.20	–3.5 0.61	–7.2 1.10
150 Watt	7.35 0.60	7.32 1.41	–5.0 0.66	–8.2 1.36
175 Watt	7.33 0.61	–	–6.1 0.72	–
200 Watt	7.32 1.39	–	–7.4 0.81	–

(n = 11 für Männer, Alter: 20 – 32 J.; n = 6 für Frauen, Alter 20 – 30 J.)
(Leistungsfähigkeit im Altersdurchschnitt; *Löllgen* u. *Haninger,* 1981)

Anhang Tab. 9 Referenzwerte für pH-Wert und Basenexzess.

	Laktat (mmol/l)	Basenexcess (mval/l)
Unter der anaeroben Schwelle	< 4	< – 5
Mäßige Ausbelastung bis	9	– 10
Deutliche Ausbelastung über	12	– 15

Anhang Tab. 10 Belastungsintensität in der Ergometrie, Richtwerte für die Belastungsintensität.

Leistung (Watt)	Alter (J) 18 – 20	20 – 29	30 – 39	40 – 49	50 – 59	60 – 69
50	9	6	6	6	7	7.5
100	13	11	8.5	10	12	13.5
150	15.5	13.5	13	14.5	17.5	
200	17	16	16	16.5	18	
250		17				

Anhang Tab. 11 Referenzwerte für das Leistungsempfinden (n. *Borg*).

Falsch negative Befunde bei

EKG-Veränderungen:

Rechtsschenkelblock
Linksanteriorem Hemiblock
Rechtshypertrophie

Medikamenteneinfluß:

Betarezeptorenblocker
Chinidin
Phenothiazin

Falsch positive Befunde durch

EKG-Veränderungen:

Linksschenkelblock
WPW- und LGL-Sydrom
Senkung der ST-Strecke in Ruhe über 0.05 mV

Medikamenteneinfluß:

Digitalis
Diuretika
alpha-Methyldopa

Verschiedene Erkrankungen:

Mitralklappenprolaps
Hyperventilation
Hypokaliämie
Myxödem
CO-Exposition
Schwere Anämie
Hochgradige Ruhetachykardie
Kardiomyopathie (kongestiv und hypertroph
Aortenvitien

Anhang Tab. 12 Fehlinterpretationen im Belastungs-EKG.

Alter (J.)	Asymptomatisch		Nichtanginöser Brustschmerz		ST-Senkung	atypische Angina pect.		typische Angina pect.	
	Männer	Frauen	Männer	Frauen		Männer	Frauen	Männer	Frauen
					(>2.5)				
30 – 39	43.0 ± 24.9	10.5 ± 9.9	68.1 ± 22.1	23.9 ± 19.5		91.8 ± 7.7	63.1 ± 24.5	98.9 ± 1.1	93.1 ± 6.8
40 – 49	69.4 ± 21.3	28.3 ± 20.8	86.5 ± 11.8	52.9 ± 25.8		97.1 ± 2.8	85.7 ± 12.7	99.6 ± 0.4	98.0 ± 2.1
50 – 59	80.7 ± 15.6	56.3 ± 24.9	91.4 ± 7.9	78.1 ± 17.3		93.2 ± 1.7	94.9 ± 4.9	99.8 ± 0.2	99.3 ± 0.7
60 – 69	84.5 ± 13.1	76.0 ± 18.4	93.8 ± 5.8	89.9 ± 9.2		98.8 ± 1.2	97.9 ± 2.1	99.8 ± 0.2	99.7 ± 0.3
					(2.0,2.5)				
30 – 39	17.7 ± 10.3	3.2 ± 2.4	37.8 ± 16.6	8.2 ± 5.9		76.0 ± 12.8	32.7 ± 16.7	96.2 ± 2.6	79.4 ± 12.6
40 – 49	39.2 ± 16.5	10.1 ± 6.5	64.5 ± 16.0	24.2 ± 13.5		90.5 ± 6.0	63.0 ± 17.1	98.7 ± 0.9	93.2 ± 4.7
50 – 59	54.3 ± 17.1	26.8 ± 13.8	75.2 ± 13.0	50.4 ± 17.7		94.1 ± 3.9	84.2 ± 9.4	99.2 ± 0.5	97.7 ± 1.6
60 – 69	60.9 ± 16.4	47.3 ± 17.3	81.2 ± 10.6	71.7 ± 14.2		95.8 ± 2.8	93.0 ± 4.5	99.5 ± 0.4	99.1 ± 0.6
					(1.5,2.0)				
30 – 39	7.5 ± 5.0	1.2 ± 1.0	18.7 ± 10.9	3.3 ± 2.5		54.5 ± 17.8	15.5 ± 10.1	90.6 ± 6.1	59.3 ± 18.9
40 – 49	19.6 ± 11.1	4.1 ± 2.8	40.8 ± 17.1	10.8 ± 7.2		78.2 ± 12.0	39.1 ± 17.7	96.6 ± 2.3	83.8 ± 10.2
50 – 59	31.0 ± 15.0	12.2 ± 7.6	53.4 ± 17.6	27.8 ± 14.4		85.7 ± 8.6	66.8 ± 15.9	98.0 ± 1.4	94,2 ± 3.9
60 – 69	37.0 ± 16.4	25.4 ± 13.4	62.1 ± 16.7	48.9 ± 17.8		89.5 ± 6.6	83.3 ± 9.8	98.6 ± 1.0	97.6 ± 1.7
					(1.0,1.5)				
30 – 39	3.9 ± 0.9	0.6 ± 0.2	10.4 ± 2.2	1,7 ± 0.7		37.7 ± 5.2	8.5 ± 2.8	83.0 ± 3.2	42.4 ± 9.4
40 – 49	11.0 ± 1.7	2.1 ± 0.5	25.8 ± 3.8	5.8 ± 1.7		64.4 ± 4.2	24.5 ± 5.6	93.6 ± 1.1	72.3 ± 6.2
50 – 59	18.5 ± 2.6	6.5 ± 1.3	36.7 ± 4.5	16.3 ± 3.1		75.2 ± 3.3	50.4 ± 5.4	96.1 ± 0.7	89.1 ± 2.2
60 – 69	22.9 ± 3.1	14.7 ± 2.3	45.3 ± 4.7	32.6 ± 4.6		81.2 ± 2.7	71.6 ± 3.9	97.2 ± 0.5	95.3 ± 0.9
					(0.5,1.0)				
30 – 39	1.7 ± 0.6	0.3 ± 0.1	4,8 ± 1.6	0.7 ± 0.4		20.7 ± 5.5	3.9 ± 1.6	67.8 ± 7.4	24.2 ± 8.4
40 – 49	5.1 ± 1.5	0.9 ± 0.3	13.1 ± 3.7	2.6 ± 1.0		43.9 ± 7.7	12.3 ± 4.3	86.3 ± 3.7	53.0 ± 10.0
50 – 59	9.0 ± 2.5	2.9 ± 0.9	20.1 ± 5.1	7.8 ± 2.4		56.8 ± 7.6	30.5 ± 7.1	91.3 ± 2.5	77.9 ± 5.3
60 – 69	11.4 ± 3.1	6.9 ± 2.0	26.4 ± 6.2	17.3 ± 4.7		65.1 ± 7.0	52.2 ± 7.9	93.8 ± 1.8	89.8 ± 2.9
					(0,0.5)				
30 – 39	0.4 ± 0.1	0.1 ± 0.0	1.2 ± 0.4	0.2 ± 0.1		6.1 ± 1.7	1.0 ± 0.4	24,5 ± 6.6	7.4 ± 2.9
40 – 49	1.3 ± 0.3	0.2 ± 0.1	3.6 ± 0.9	0.7 ± 0.2		16.4 ± 3.5	3.4 ± 1.2	61.1 ± 6.3	22.0 ± 6.2
50 – 59	2.4 ± 0.6	0.8 ± 0.2	5.9 ± 1.5	2.1 ± 0.6		24.7 ± 4.8	9.9 ± 2.5	72.5 ± 5.2	46.9 ± 7.2
60 – 69	3.1 ± 0.8	1.8 ± 0.6	8.2 ± 2.0	5.0 ± 1.3		31.8 ± 5.5	21.4 ± 4.5	79.1 ± 4.3	68.8 ± 5.9

Die mittleren Zahlen geben die ST-Senkung in mm an.

Anhang Tab. 13 Wahrscheinlichkeit (in %) einer koronaren Herzkrankheit nach einem Belastungs-EKG unter Berücksichtigung von Alter, Geschlecht, Symptomatik und Ausmaß der ST-Senkung. *Diamond* et al., 1979.

1.	Apparative Kontrolle	
1.1	Ergometer:	Jährliche Kalibrierung durch Herstellerfirma oder eigenes Gerät Kalibrierprotokoll sollte von der Herstellerfirma beim Kauf vorgelegt werden, möglichst mit Bestätigung durch Techn. Bundesanstalt
1.2	Blutdruckmeßgerät:	Regelmäßige Kalibrierung bereits vorgeschrieben.
1.3	EKG-Gerät:	Kontrolle der Synchronisation der Schreiber, Registrierung ohne Filter! Überprüfung des Papiervorschubs! Geschwindigkeitskontrolle!! Überprüfung der Elektroden (Ag-Schicht) Korrekte Hautreinigung
1.4	Atemstromrezeptoren:	Wöchentliche Kalibrierung mit Flow-Meßgerät. Damit gleichzeitig Prüfung auf Linearität.
1.5	Gasanalysatoren:	Tägl. mehrfach 2-Punkteichung, bei Massenspektrometern Dreipunkt-Eichung, vor allem bei Verwendung von Testgasen (Inertgase). Eichgasgemische benötigen Zertifikat der Herstellerfirma, bei Eigenherstellung Bestimmung der Konzentrationen mit Scholander-Technik.
1.6	Blutgasanalysatoren:	Tägl. Routineeichung, wöchentl. zweimal Kontrolle mit Testseren (Acidobasol etc.)
1.7	Laktatanalyse:	Übl. Kontrolle mit Testseren.
2.	Umgebungs-bedingungen	Tägliche **Protokollierung** von Raumtemperatur (3 Meßzeitpunkte) Luftfeuchte Barometerstand
3.	Notfalltraining	Schriftliche Regeln für Vorgehen im Notfall Regelmäßige Überprüfung der Notfallgeräte und Notfallmedikamente Defibrillator vorhanden eingeschaltet funktionstüchtig Notfalltraining (Verhalten im Notfall) mit MTA bzw. Arzthelferin
4.	Überprüfung,	ob regelmäßig **vor** der Ergometrie folgende Untersuchungen vorliegen: Klin. und anamnestische Untersuchung Ruhe EKG.
5.	Planung der Ergometrie:	Belastungsstufen und Abbruchkriterien vor der Ergometrie festlegen.
6.	**Arzt** bei der Untersuchung **anwesend**	

Anhang Tab. 14 Qualitätskontrolle im Ergometrielabor.

Literatur

Åstrand, P. O., K. Rodahl: Textbook of Work Physiology, 2. Aufl. McGrawHill, New York 1977

Borg, G., H. Linderholm: Perceived exertion and puls rate during graded exercise in various age groups. Acta med. scand. 181 (1967), 194 – 206

Diamond, G. A., J. S. Forrester: Analysis of probability as an aid in the clinical diagnosis of coronary-artery disease. New Engl. J. Med. 300 (1979), 1350 – 1354

Ekelund, L. G., A. Holmgren: Central Hemodynamics during Exercise. Circulation, Suppl. I, XX/XXI (1967)

Ellestadt, M. H.: Stress testing. Principles and practice. 2nd ed. Davis, Philadelphia 1980

Hollmann, W., T. Hettinger: Sportmedizin Arbeits- und Trainingsgrundlagen. Schattauer, Stuttgart 1976

Kaltenbach, M: Die Belastungsuntersuchung des Herzkranken. Boehringer-Mannheim, 1974

Kirchhoff, H.-W.: Praktische Funktionsdiagnostik des Herzens und des Kreislaufs. Barth, München 1965

Klepzig, H., P. Frisch: Belastungsprüfungen von Herz und Kreislauf. Perimed, Erlangen 1981

Löllgen, H., G. v. Nieding, F. Kersting, H. Just: Transcutaneous measurement of PO2 in adults: exercise testing and monitoring in acute myocardial infarction. Med. Progr. Technol. 6 (1979), 43 – 52

Löllgen, H., H.-V. Ulmer, G. v. Nieding: Heart rate and perceptual response to exercise with different pedalling speed in normal subjects and patients. Europ. J. appl. Physiol. 36 (1977), 297 – 304

Löllgen, H.: Ergometrie in der praktischen Arbeitsmedizin. Zbl. Arbeitsmed. 29 (1979), 30 – 41

Löllgen, H., B. Haninger: Zur Langzeitvariabilität ergometrischer Meßgrößen. In: Kindermann, W., W. Hort: Sportmedizin für Breiten- und Leistungssport. Demeter, Gräfelfing 1981, 273 – 278

Nieding, G. v., H. Krekeler, H. Löllgen, E. Riplinger: Intraindividuelle Variabilität von Lungenfunktionsgrößen im Längsschnitt und ihre Bedeutung für arbeitsmedizinische Untersuchungen. Prax. Pneumol. 31 (1977), 858 – 871

Mellerowicz, H., E. Jokl, G. Hansen: Ergebnisse der Ergometrie. Perimed, Erlangen 1975

Mellerowicz, H.: Ergometrie. 2. Aufl., Urban und Schwarzenberg, München-Berlin 1977

Pandolf, B. K.: Influence of local and central factors in dominating rated perceived exertion during physical work. Percept. Mot. Skills. 46 (1978), 683 – 698

Rost, R., H. Liesen, A. Mader, H. Heck, H. Phillipi, P. Schürch, W. Hollmann: Die

Fahrradergometrie in der Praxis. o. J. Hrsg.: Fa. Bayer, Leverkusen

Scherer, D., M. Kaltenbach: Häufigkeit lebensbedrohlicher Komplikationen bei ergometrischen Belastungsuntersuchungen. Dtsch. med. Wschr. 104 (1979), 1161 – 1165

Schulte, J.: Empfehlungen für einheitliche ergometrische Untersuchungen entsprechend dem Plan für arbeitsmedizinische Vorsorgeuntersuchungen gemäß § 8 der Bergverordnung des Landesoberbergamtes Nordrhein-Westfalen. Zbl. Arbeitsmed. 29 (1979), 41 – 43

Ulmer, W. T., G. Reichel, D. Nolte: Die Lungenfunktion. 2. Aufl., Thieme, Stuttgart 1976

Sachregister